Eine muss die Erste sein

Waltraud Mayer

mit Doris Mayer-Frohn

Eine muss die Erste sein

Wie ich zur Pionierin im
deutschen Rettungsdienst wurde

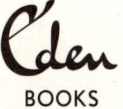

Eden Books
Ein Verlag der Edel Verlagsgruppe GmbH
Copyright © 2022 Edel Verlagsgruppe GmbH,
Neumühlen 17, 22763 Hamburg
www.edenbooks.de | www.edel.com
1. Auflage 2022

Einige der Personen im Text sind aus Gründen des
Persönlichkeitsschutzes anonymisiert.

Redaktion und Lektorat: Iris Rinser
Korrektorat: Rotkel. Die Textwerkstatt
Umschlaggestaltung: zero-media.net, München
Layout und Satz: Datagrafix GSP GmbH, Berlin | www.datagrafix.com
Druck und Bindung: GGP Media GmbH, Pößneck
ISBN 978-3-95910-339-8

Printed in Germany

Eden Books unterstützt bei der Produktion dieses Buches das Projekt
»Junge Riesen für die nächsten 100 Jahre«. Damit wird ein Anteil der
unvermeidbaren CO_2-Emissionen im direkten Umfeld des
Produktionsstandortes kompensiert.

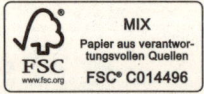

MIX
Papier aus verantwor-
tungsvollen Quellen
FSC® C014496

Inhalt

Lehrjahre einer Rettungshelferin

Notruf aus dem Wald

Jedes Jahr war es das Gleiche, der Sommer war vorbei, die Tage wurden kürzer und das Wetter unbeständiger. Schien dann am Wochenende die Sonne, nutzten viele Motorradfahrer die schönen Tage für die letzten Ausfahrten des Jahres. Doch gerade im Herbst drohten zahlreiche Gefahren auf den Straßen. Früh einsetzende Dämmerung, nasses Laub und Wildwechsel ließen die Zahl der Motoradunfälle regelmäßig ansteigen. Die letzte Tour des Jahres konnte manchem Biker zum Verhängnis werden – für den Rettungsdienst war das Berufsalltag und Herausforderung zugleich.

Es war ein sonniger Oktobertag, früher Nachmittag und bestes Motorradwetter. Ein Mann war mit seinem Motorrad auf einer Landstraße unterwegs, hinter einem Waldstück gab er Gas. Als plötzlich auf freier Strecke Rehe über die Straße hetzten, versuchte er noch zu bremsen, doch da knallte es schon. Vorbeikommende Autofahrer hielten an, kümmerten sich um den Verletzten und wählten vom nächsten Telefon die Notrufnummer.

Für uns war der Notruf nur einer von vielen, der an diesem Tag bei uns einging. Für den jungen Motorradfahrer war der Einsatz jedoch die rettende Hilfe in größter Not. Um vier Uhr schrillte auf der Rettungswache das Telefon: »Schwerer Verkehrsunfall mit Motorrad und Wildschaden in Esseratsweiler«, war die kurze Meldung der Disponentin von der Rettungsleitstelle. »Christoph 45 alarmiert.«

Weil der Mann notärztlich versorgt werden musste, hatte sich die Leitstelle für den Hubschrauber entschieden, vor allem in der ländlichen Region war das der schnellste Notarztzubringer.

»Okay, wir sind unterwegs«, antwortete ich und warf den Hörer auf die Gabel. »Motorradfahrer«, rief ich Rainer zu und schnappte mir meine rote Jacke, auf der groß das Logo des Roten Kreuzes zu sehen war. Die musste stets mit, man sollte genau erkennen können, mit wem man es zu tun hatte.

So eine Meldung bedeutete immer Stress, denn man wusste nie so genau, was auf einen zukam. Auch nach etlichen Berufs-jahren stieg mein Adrenalinspiegel noch an, dennoch geriet ich nicht in Hektik. Keine drei Minuten nach Eingang des Notrufs rollten Rainer und ich im Rettungswagen vom Parkplatz auf die Zwanzigerstraße.

»Wo gehts hin, Waldi«, fragte Rainer in den Lärm des Mar-tinshorns hinein.

Ich war innerlich so mit dem Notruf beschäftigt, dass ich Rainer nicht auch noch erklären konnte, wo das war. Also sagte ich nur: »Frag nicht, ich weiß genau, wo das ist, ich verspreche dir, ich fahre punktgenau hin.«

Dann herrschte im Rettungswagen konzentrierte Stille, jeder bereitete sich gedanklich auf das Kommende vor. Das war wichtig in solchen Situationen, um einen klaren Kopf zu behalten. Wir überquerten die Seebrücke, die die Insel Lindau mit dem Festland verbindet. Kaum hatten wir die Stadt hinter uns gelassen, trat ich voll aufs Gas. Während ich die Augen fest auf die Straße gerichtet hatte, zog sich Rainer neben mir be-reits die Gummihandschuhe an.

Wenige Minuten später erreichten wir die Unfallstelle. Wir sprangen aus dem Wagen und packten unsere Ausrüstung: Ich nahm den Notfallkoffer und Rainer griff sich das EKG. Mit schnellen Schritten bewegten wir uns auf das Geschehen zu.

Der erste Eindruck war katastrophal. Ein Mensch lag im Graben neben der Straße, mit verrenkten Gliedern, das zerstörte Motorrad weit entfernt auf dem Seitenstreifen. Aus den Augenwinkeln nahm ich ein Reh wahr. Es lag halb aufgerichtet auf der gegenüberliegenden Fahrbahnseite, mit gebrochenen Läufen. Bei den vergeblichen Versuchen aufzustehen, gab es wimmernde Laute von sich. Viele Leute standen herum, einige sogar mit kleinen Kindern, um zu sehen, was da vor sich ging. Zwei Polizeibeamte befanden sich in unmittelbarer Nähe, einer sicherte die Straße ab, der andere kniete beim Verletzten.

Wir lenkten unsere Aufmerksamkeit sofort auf den Verunglückten. Uns war klar, welche Fragen wir schnellstmöglich zu klären hatten: Wie schwer waren die Verletzungen? Bestand Lebensgefahr?

Als ich die Wunde am Bein des Mannes sah, verwandelte sich meine Ruhe in große Besorgnis. Damit hatte ich nicht gerechnet. Der Unterschenkel des Mannes war auf voller Länge mehrere Zentimeter tief eingeschnitten. Die Wunde blutete zwar nicht stark, aber es offenbarten sich uns Knochensplitter, Muskeln und Sehnen. Darum würden wir uns später kümmern, zunächst mussten wir die wichtigsten Vitalwerte überprüfen, also Blutdruck, Herzfrequenz und Atmung. Vorsichtig nahmen wir dem Motorradfahrer den Helm ab, und ein kindliches Gesicht, eingerahmt von hellbraunen Haaren, kam zum Vorschein. Der junge Mann war höchstens Anfang zwanzig.

»Hallo«, rief ich, »können Sie mich hören?«

Der Patient war schlecht ansprechbar, die Augen klappten nur kurz auf, er stöhnte leise, atmete aber selbstständig.

»Wir sind jetzt da und kümmern uns um Sie, bleiben Sie ganz ruhig.« Nebenbei fühlte ich schon mal den Puls, der schlug zum Glück kräftig.

In dem Moment hörten wir ein lautes Brummen. Ich atmete auf, der Rettungshubschrauber war im Anflug!

»Wir werden Ihnen jetzt den Hals stabilisieren«, erklärte ich dem Patienten. Rainer stützte den Kopf, während ich eine Cervicalstütze – auch Halskrause genannt – anlegte. Dies war wichtig, um die Halsstruktur zu entlasten und sie vor weiteren Verletzungen zu schützen. Auch die Wirbelsäule konnte bei dem Aufprall verletzt worden sein.

Rainer öffnete die schwere Lederjacke und tastete dem Patienten den Bauch ab. »Weich«, sagte er.

Das war eine gute Nachricht, denn das bedeutete, dass vermutlich nicht mit inneren Verletzungen zu rechnen war. Auch der Blutdruck war in Ordnung.

»Können Sie das spüren?«, fragte Rainer und berührte mit beiden Händen das Bein des Patienten.

Der Mann begann zu stöhnen, er musste höllische Schmerzen haben. Leider konnten wir sie im Augenblick nicht lindern, denn Medikamente durften nur Notärzte verabreichen.

»Der Arzt ist bereits im Landeanflug, nicht bewegen«, versuchte ich, ihm Trost zuzusprechen. »Er wird Ihnen gleich etwas gegen die Schmerzen geben.«

Nicht weit entfernt ging der Rettungshubschrauber auf einer Wiese runter. Noch während wir das Bein verbanden, erreichten uns der Notarzt und ein mitfliegender Sanitäter.

»Was haben wir?«, fragte der Notarzt noch etwas außer Atem, er hatte den ganzen Weg vom Hubschrauber zu uns im straffen Laufschritt zurückgelegt.

Während Rainer schilderte, was wir bei der Erstversorgung herausgefunden hatten, zog ich mich zurück, um Platz zu schaffen. Mittlerweile wimmelte es an der Unglücksstelle von Einsatzkräften: die Hubschrauberbesatzung, wir zwei vom Rettungsdienst und die Polizeibeamten, die damit beschäftigt waren, den Unfall aufzunehmen und Spuren zu sichern. Vor wenigen Minuten war auch ein Mann von der örtlichen Jägerschaft hinzugekommen, um sich dem verletzten Reh anzunehmen. Trotz des geschäftigen Hin und Her arbeiteten wir alle routiniert Hand in Hand. Jeder hatte seine Aufgabe.

Nach und nach drängten immer mehr Spaziergänger und Ausflügler heran. Neugierig oder teilnahmsvoll verfolgten sie das Geschehen. Ich versuchte, sie wegzuschicken. »Bitte gehen Sie weiter!«, forderte ich die Menschenmenge auf. »Sie behindern die Rettungsmaßnahmen.«

Absolut unbeeindruckt von meinen Worten blieben die Leute stehen. Sogar der Vater mit dem kleinen Kind rührte sich nicht vom Fleck. Da bemerkte ich, wie der Jagdpächter sein Messer zückte, um das Reh von seinem Leiden zu erlösen. Mir tat das arme Tier auch leid, trotzdem dachte ich, dass man vor den Augen der Kinder kein Reh abstechen sollte. Ich ging zu ihm hinüber und sagte: »Sie werden doch für das arme Tier eine Kugel übrighaben!«

»Meinen Sie?« Unschlüssig sah er mich an.

Ich hatte mich gerade umgedreht, da ertönte ein furchtbarer Knall, und alle zuckten zusammen. Auch mir blieb fast das Herz stehen.

»Scheiße!«, hörten wir den Notarzt lautstark fluchen. Genau in dem Moment, als er für einen Zugang eine Vene punktieren wollte, war er durch den Schuss so sehr erschrocken, dass er danebengestochen hatte.

Ach du Schreck, das hatte ich nicht bedacht. Sofort bereute ich meine unüberlegte Aktion. Ich hätte den Notarzt unbedingt vorwarnen müssen, das war wirklich dumm von mir. Schuldbewusst beobachtete ich, wie der Arzt die Nadel zum zweiten Mal ansetzte. Schließlich ging es darum, dem Patienten schnellstmöglich die Schmerzen zu nehmen. Erleichtert registrierte ich, wie es diesmal sofort klappte.

Nachdem der Patient für den Flug stabilisiert war, wurde er vorsichtig auf die Trage gehoben und an den Gaffern vorbei zur Maschine gebracht. Kurz darauf bewegten sich die Rotoren, und der Hubschrauber hob ab. Ich schaute hinterher, wie er über die Ortschaft schwebte, Richtung Friedrichshafen ins dortige Krankenhaus.

Wie es mit dem jungen Mann weiterging, erfuhren wir nicht. Das war einer der Nachteile im Rettungsdienst, der Kontakt zu den Patienten war immer kurz, nur selten wurde uns mitgeteilt, ob sie wieder gesund geworden waren. Auch wenn es den Motorradfahrer übel erwischt hatte – ich hatte ein gutes Gefühl, es sah so aus, als ob es für ihn halbwegs glimpflich verlaufen wäre. In seinem Alter konnte man so einen Unfall noch gut wegstecken.

Unser erster Handgriff – der Notfallkoffer

Die Menschentraube löste sich langsam auf, und wir räumten unsere Utensilien ein. Am schönsten war das Aufräumen, wenn ein Unfall gerade noch mal gut gegangen war, wie in diesem Fall.

»Das erlebt man nicht jeden Tag, so eine Verletzung«, meinte Rainer und fuhr sich mit der rechten Hand durch die Haare.

»Ja«, stimmte ich ihm zu, »für einen Augenblick war ich wirklich entsetzt.«

Ich zog den aufgeklappten Notfallkoffer heran, rollte die Blutdruckmanschette zusammen und verstaute sie neben dem Stethoskop. Dieser Koffer konnte Leben retten, aber nur wenn alles akribisch an Ort und Stelle verstaut war. Im Einsatz durfte nicht die große Sucherei losgehen – nach dem Motto: »Verdammt, wo ist nur das Blutzuckermessgerät?« Die Gegenstände brauchten einen festen Platz, an dem jeder der Kollegen immer alles zu finden hatte, und darum musste der Koffer regelmäßig überprüft werden. Vor Schichtbeginn und sofort nach jedem Einsatz hatten wir den Inhalt zu kontrollieren und wieder aufzufüllen, für den nächsten Notfall, der manchmal schneller kam, als man es sich wünschte oder glaubte. Diese Aufgabe wurde in einem Handbuch festgehalten und dokumentiert. Nach langjähriger Erfahrung bemerkte ich auf dem ersten Blick, wenn etwas fehlte. Größere Gerätschaften wie Absaugpumpe, Sauerstoffflasche oder der Beatmungsbeutel lagen stets im richtigen Fach, aber ein Stauschlauch konnte schnell mal abhandenkommen.

Obwohl damals ein Rettungssanitäter keine Medikamente verabreichen durfte, enthielt der Notfallkoffer die wichtigsten Notfallmedikamente, und zwar für den Notarzt. Denn alle Koffer waren gleich bestückt, sowohl der Notarztkoffer als auch unserer vom Rettungsdienst. Traf der Notarzt nach uns am Einsatzort ein, konnte er sich darauf verlassen, dass wir unseren schon geöffnet hatten, das sparte wertvolle Zeit und konnte manchmal entscheidend sein.

Kleiner Nebeneffekt, den alle Notärzte begrüßten: Sie freuten sich, wenn sie den Koffer nicht neu bestücken mussten.

Ich klappte den robusten Aluminiumkoffer zu, und Rainer und ich schlenderten zum Rettungswagen.

»Jetzt noch Wagen reinigen und Verbrauchsmaterialien auffüllen, und wir können nach Hause«, sagte Rainer zufrieden.

»Ja«, antwortete ich, »mit etwas Glück wars das für heute.«

Etwas ausgelaugt aber zufrieden, dass alles noch mal gut ausgegangen war, traten wir die Rückfahrt an. Der Einsatz war, bis auf meinen kleinen Fauxpas, planmäßig und routiniert verlaufen. Dennoch war er anstrengend, weil man jede Sekunde konzentriert sein musste. Mit Rainer hatte ich in den letzten Jahren manchen Dienst verrichtet. Zwischen den Einsätzen verbrachten wir etliche Stunden des Wartens mit Kartenspielen oder einfach nur damit, die Zeit totzuschlagen. Rainer war wie ich aus Österreich, und wir waren uns auf Anhieb sympathisch gewesen. Er war erfahren und kompetent, auf sein Urteil konnte man sich immer verlassen.

Behutsam lenkte ich den Rettungswagen über die Seebrücke. Ein malerisches Panorama bot sich uns. Die untergehende Sonne tauchte den Bodensee in ein rötliches Licht.

Ich genoss das Abendrot. Dabei dachte ich über mein Leben nach. Endlich hatte ich erreicht, was ich immer wollte – ich saß hinter dem Steuer eines Rettungswagens. Vom ersten Augenblick an war ich von meiner Arbeit fasziniert. Mir machte sie so viel Freude, dass ich mich gern freiwillig zum Dienst meldete.

Ich erinnere mich noch gut an all die wunderbaren, aber auch schweren Stunden und ich habe meinen Entschluss, mich ehrenamtlich zu engagieren, nie bereut.

Helferinnen gesucht – auch ohne Vorkenntnisse

Im Alter von 25 Jahren war ich Mutter von drei Kindern, Hausfrau und fuhr nebenbei Taxi. Trotzdem hatte ich etwas, was viele Frauen heute nicht mehr haben: Zeit für mich selbst. Ich genoss es, daheim bei den Kindern zu sein und alles ohne Hektik erledigen zu können. Was mir jedoch fehlte, war eine Aufgabe, die mich forderte. Ich suchte aber kein Hobby, ich wollte etwas Sinnvolles tun und anderen Menschen helfen. Es sollte mir Spaß machen, und ich wollte herausfinden, was ich wirklich gut kann. Schließlich war es ein Zufall, der mich zum Roten Kreuz führte. An einem Abend im Spätsommer 1969 änderte sich einiges in meinem Leben, und ein Abenteuer bahnte sich an, von dem ich zunächst dachte, es würde vielleicht nur eine begrenzte Zeit dauern. Doch das Helfen sollte mich nicht mehr loslassen und mich mein ganzes Leben lang begleiten.

Zu dieser Zeit waren wir neu in der Stadt. Zuvor hatten wir in Hergensweiler gelebt, einem Dorf zwischen den Ausläufern des Allgäus und dem Bodenseegebiet. Dann hatte sich mein Mann Armin auf eine Stelle bei den Lindauer Stadtwerken beworben und mit dem neuen Arbeitsplatz auch eine Werkswohnung angeboten bekommen.

Um mich fit zu halten und neue Leute kennenzulernen, besuchte ich einmal wöchentlich die Gymnastikgruppe im örtlichen Turnverein. Eines Abends hielt die Frau des Ober-bürgermeisters einen Vortrag vor uns Sportlerinnen. »Meine Damen, viele von Ihnen werden mich bereits kennen. Mein Name ist Inge Huber, und ich bin die Vorsitzende der Frauen-bereitschaft des Bayerischen Roten Kreuzes in Lindau. Ob Seniorenbetreuung, Dienste in der Kleiderkammer oder der Suppenküche, Sanitätsdienste bei Veranstaltungen oder bei der Blutspende – Sie werden gebraucht. Wenn Sie nicht berufstätig und zeitweise von der Familie abkömmlich sind, wären wir über neue Helferinnen sehr erfreut. Mitmachen kann jeder, niemand braucht Vorkenntnisse, denn wir schulen alle, die sich engagieren möchten.«

Das sprach mich spontan an. »Da könnte ich mich vielleicht einbringen«, meldete ich mich prompt.

Frau Huber lächelte herzlich. »Kommen Sie doch gleich nächste Woche zu unserem Übungsabend«, meinte sie, »es wird Ihnen bestimmt gefallen.«

Gut gelaunt und zufrieden ging ich nach Hause. Mein Mann, dem ich gleich davon erzählte, war zwar nicht begeistert von der Idee, hatte aber auch nichts dagegen.

»Hast du dir das gut überlegt?«, fragte er. »Das ist ein Ehrenamt, du wirst nichts dafür bekommen.«

»Ich weiß«, antwortete ich, »ich möchte es trotzdem gern machen.«

»Also gut«, lenkte er ein, »vielleicht kannst du dich für eine Sache entscheiden. An zwei Abenden in der Woche auf die Kin-der aufzupassen, wird mir zu viel.«

Natürlich konnte ich nachvollziehen, dass mein Mann abends erschöpft war, wenn er von der Arbeit kam. Unsere lebhaften Kinder waren ja noch klein, die Älteste war acht, der Mittlere vier und unsere Jüngste erst eineinhalb Jahre alt. Schweren Herzens gab ich die Gymnastik daraufhin auf. Einerseits war das zwar schade, denn das Turnen hatte mir viel Freude gemacht, andererseits habe ich diese Entscheidung nie bedauert.

So trat ich der Frauenbereitschaft bei. Heutzutage gibt es nur noch wenige reine Frauenbereitschaften im Roten Kreuz. Aber damals war dies eine eingeschworene Gruppe, an deren Spitze die Leiterin Inge Huber stand. Ich war eine der Jüngsten, wurde freundlich aufgenommen und half, wo immer ich gebraucht wurde. Über Arbeitsmangel konnte man sich nicht beklagen. Wir kochten für bedürftige Menschen oder bei Veranstaltungen, kümmerten uns um behinderte Menschen oder leisteten bei Sportereignissen den sogenannten Pflasterdienst, so nannten wir intern den Sanitätsdienst.

Das nötige Know-how lernte ich in Kursen. Erste Hilfe- und Sanitätskenntnisse gehörten natürlich auch dazu, und das war es, was mir am meisten Spaß machte. Von Verband anlegen über Knochenbrüche erkennen bis hin zur Herzdruckmassage, wir übten alles, was man als Ersthelfer brauchte.

Zunächst war ich mit Eifer dabei, dann merkte ich: Sozialdienst war nicht ganz meine Sache. Die Tätigkeiten waren zwar vielfältig, aber es war wie zu Hause: Kochen, Spülen, Aufräumen, Betreuen. Das erfüllte mich nicht, mein Platz war der Sanitätsdienst, da fühlte ich mich wohl.

Ob bei Sportveranstaltungen, im Theater, beim Lindauer Kinderfest oder anderen Events, dort wo viele Menschen zusammenkamen, gab es kleine und größere Verletzungen. Wir stellten sicher, dass Teilnehmer und Besucher im Falle eines Unfalls oder einer akuten Erkrankung schnelle und fachgerechte Hilfe erhielten. Das konnte je nach Veranstaltung seinen Reiz haben. Wer durfte bei einem Konzert schon in der ersten Reihe sitzen, und das ohne Kosten. Man wurde auch sofort überall durchgelassen und musste nicht warten.

Meistens waren wir zu zweit und an unserer Rot-Kreuz-Schwesterntracht gut zu erkennen. Dienstkleidung war Pflicht. Wir Helferinnen trugen ein blau-weiß gestreiftes Kleid, eine weiße gestärkte Schürze und ein Häubchen. So standen wir im Notfall bereit, klebten Pflaster auf aufgeschürfte Knie, kühlten Prellungen, und wenn es notwendig war, koordinierten wir auch den Transport ins Krankenhaus. Das war viel spannender, als Eintopf und Erbsensuppe zu kochen oder Senioren Kaffee einzuschenken.

Pflaster und Kühlpacks waren unser »täglich Brot«. Natürlich war es gut, wenn sich niemand verletzte, man freute sich aber schon, wenn man einmal sein Können unter Beweis stellen durfte.

Besonders gern erinnere ich mich an die Kinderfest-Sanitätsdienste. Das Kinderfest in Lindau ist ein regionales Event. Am letzten Mittwoch vor den Sommerferien machen sich Hunderte festlich gekleidete Kinder mit Blumenkränzen und geschmückten Fahnen auf den Weg durch die Altstadt, bis zur Nordseite des Rathauses. Begleitet von Trommlern und Spielmannszügen – und von Rot-Kreuz-Helfern. Vor dem Rathaus treffen sich die unteren Klassen aller Schulen des Stadtgebiets zu einer großen Zusammenkunft. Die Festlichkeit wird mit einer Begrüßung des Oberbürgermeisters und den Vertretern der Partnerstädte und einem vorgetragenen Gedicht über Lindau begangen. Zwischendrin ertönt der dreimalige Ruf »Lindau«, mit der Antwort »Hoch« der Schüler. Am Nachmittag geht der Festtag in den Stadtteilen in ein Volksfest mit Fahrgeschäften über.

Meistens haben wir uns an diesem Tag um Insektenstiche, Pflaster für Blasen am Fuß oder um Kreislaufschwäche wegen der Hitze gekümmert. Alles nicht dramatisch. Bis es eines Tages plötzlich hieß: »Ein Verletzter im Bereich vor dem Rathaus.« Zwei Kollegen brachten den Patienten zu mir. Er hieß Andreas, war acht Jahre alt und am Bordstein umgeknickt. Aber auch diesmal hörte es sich zunächst aufregender an, als es letztendlich war – das Schlimmste für diesen kleinen Patienten war der Schreck. Nachdem wir den Knöchel gekühlt hatten, hörten die Tränen auf zu kullern. Mit strahlendem Gesicht konnte er weiterlaufen.

Immer wenn es zeitlich passte, übernahm ich einen Sanitätsdienst. Am Wochenende, abends oder wenn zwischendurch dringend jemand benötigt wurde. Dabei war mir die Freiheit, meine Tätigkeit flexibel zu gestalten, extrem wichtig. Gelegentlich war es anstrengend, und die Tage konnten sich auch mal in die Länge ziehen, aber ich war froh, dass ich mich einbringen konnte.

Im Rahmen unserer Ausbildung besichtigten wir Frauen auch den Rettungswagen und den Krankentransportwagen. Manchmal durften wir auf einer Fernfahrt den Patienten hinten im Patientenraum betreuen. Dieser wurde meist vom Krankenhaus abgeholt und nach Hause in eine entfernte Stadt gebracht. Der Fahrer war dabei immer ein hauptamtlicher Rettungssanitäter, das ehrenamtliche Mitglied war für die Begleitung vorgesehen. Ich meldete mich oft freiwillig für solche Fahrten. Am besten gefiel mir, dass ich mit vielen unterschiedlichen Leuten zu tun hatte, denen ich sonst nie begegnet wäre und mit denen ich mich meist gut verstand.

Im Laufe der Zeit wuchs das Zusammengehörigkeitsgefühl. Die Tätigkeiten lagen mir, und bald kannte ich alle Kolleginnen und Kollegen. Ich hatte Anschluss gefunden, und es machte mir Freude dazuzugehören.

Irgendwann sagte ich zu meinem Mann: »Mach doch mit, die suchen immer jemanden.«

»Meinst du?«, fragte er zögernd.

»Klar, du bist doch auch gern unter Leuten, und sonntags kannst du auf dem Fußballplatz den Sanitätsdienst übernehmen, das würde dir Spaß machen.«

Armin ließ sich von meiner Begeisterung anstecken und schloss sich der Sanitätskolonne an. Schon bald war er über das Stadtgebiet hinaus als »Fußballsanitäter« bekannt, weil er jahrelang in Eigenregie diverse Sportplatzdienste verrichtete. So wurden wir beide »Rotkreuzler« durch und durch.

Um die Gemeinschaft zu stärken, wurden zusammen Feste gefeiert, Tagesausflüge unternommen oder Lehrveranstaltungen besucht. Dabei hatte ich von Anfang an einen guten Draht zu den Männern vom Rettungsdienst. Ich mochte das kameradschaftliche Verhältnis untereinander. Besonders ihre Einsatzberichte fand ich spannend. Von da an reifte in mir die Idee, bei ihnen mitzumachen. Als leidenschaftliche Autofahrerin liebäugelte ich damit, einmal den Rettungswagen zu fahren. Es gab nur ein Problem: Frauen im Rettungsdienst waren in den 1970er-Jahren undenkbar. Auch in Lindau war das eine reine Männerdomäne. Mir war klar, dass es vielleicht nicht klappen würde. Also machte ich weiter Sanitätsdienste. Das war auch toll. Und trotzdem schlummerte tief in mir drin dieser Traum. Viele Jahre lag das Ziel in weiter Ferne. Erst auf einer gemeinsamen Feier wendete sich das Blatt.

Gegenwind der Frauen

Es war Anfang 1979, als ich auf einem Fest mit Paul, dem Wachleiter der Rettungswache, ins Gespräch kam. Im großen Saal des Kolonnenhauses – heute Rot-Kreuz-Haus – auf der Lindauer Insel wurde gefeiert. Noch ahnte ich nicht, dass durch diese nette Plauderei mein lang gehegter Wunsch bald in Erfüllung gehen würde. Paul, der lieber selbst im Rettungswagen saß, als Verwaltungsaufgaben zu erledigen oder Dienstpläne zu erstellen, war ein gutmütiger Kollege, den alle sehr schätzten. In der weiteren Unterhaltung platzte es plötzlich aus mir heraus.

»Ich würde so gern bei euch mitmachen!«, hörte ich mich sagen. »Braucht ihr nicht Verstärkung am Lenkrad? Es war immer mein Traum, den Rettungswagen zu fahren.«

»Traust du dir das denn zu?«, fragte Paul schmunzelnd.

»Natürlich«, sagte ich bestimmt, »ich habe doch den Taxischein.«

»Na dann«, meinte Paul, »werden wir schon die passende Jacke für dich finden.«

Das hörte sich großartig an. Ich strahlte ihn an. »Was muss ich dafür tun?«

Mit den beiden Chefs der Lindauer Rettungswache, Paul dem Wachleiter und dem Leiter Rettungsdienst, besprach ich noch am selben Abend die weitere Vorgehensweise.

»Melde dich gleich bei der Frauenbereitschaft ab«, empfahl mir der Leiter Rettungsdienst, »um alles Weitere kümmere ich mich.«

»Aber häng es nicht an die große Glocke«, warf Paul ein, »Ulrike wird nicht begeistert sein. In solchen Dingen ist sie eher konservativ.«

Ulrike war unsere neu gewählte Vorsitzende in der Frauenbereitschaft. Ich kannte sie als freundlich, engagiert und hilfsbereit. Später sollte ich erfahren, dass sie alle Hebel in Bewegung gesetzt hatte, um meine Aufnahme in den Rettungsdienst rückgängig zu machen.

Am 1. März 1979 wurde es offiziell, ich durfte als einzige Frau ehrenamtlich dem Rettungsdienst beitreten. Ich freute mich riesig, und wenn alles gut ging, würde ich schon bald meinen ersten Dienst verrichten.

Meine Freude erlitt jedoch einen gehörigen Dämpfer, als mir auffiel, dass meine ehemaligen Mitstreiterinnen sich mir gegenüber seltsam benahmen. Die sonst so netten Frauen warfen mir plötzlich bei den gemeinsamen Lehrabenden missbilligende Blicke zu, oder ich wurde vollkommen ignoriert und nicht einmal gegrüßt. Es wurde nichts direkt zu mir gesagt, das machte die ganze Sache auch so schwierig. Erst als Ulrike mir einen Brief schrieb, war klar, dass die Kolleginnen bei der Frauenbereitschaft meine Entscheidung, in den Rettungsdienst zu wechseln, nicht tolerierten. Der Inhalt des Schreibens brachte mich aus der Fassung: »Waltraud, du musst unverzüglich vom Rettungsdienst zurücktreten. Ich bin bitter enttäuscht von dir, Frauen haben dort nichts zu suchen, weder am Steuer eines Rettungswagens noch als Beifahrerin. Das ist ein reiner Männerberuf und für Frauen schon rein körperlich nicht zu leisten. Du kannst gern zu uns in die Frauenbereitschaft zurückkehren.«

Ich machte meinem Ärger Luft und zerriss den Brief. Trotzdem fühlte ich mich niedergeschlagen, weil Ulrike nie versucht hatte, mit mir persönlich darüber zu reden, und es machte mich traurig, dass sie mir keine Chance geben wollte. So viel Gegenwind hatte ich nicht erwartet. Ich wünschte mir einfach Toleranz und Respekt und dass ich in Ruhe meiner Tätigkeit nachgehen konnte.

Als wir beim Abendessen saßen und meine Tochter fragte, was nicht stimme, erzählte ich von dem Brief.

»Na ja, Mama«, sagte sie, »du solltest sie einfach nicht beachten!«

»Bleibt mir wohl nichts anderes übrig«, seufzte ich. »Am besten ich vergesse den Brief so schnell wie möglich.«

»Sie sträubt sich gegen Veränderungen«, meinte mein Mann.

»Wahrscheinlich ist sie eifersüchtig«, antwortete ich. »Ich frage mich nur, warum?«

»Vielleicht hat sie Angst, nicht genug Anerkennung zu bekommen.«

»Ich hätte nie gedacht«, sagte ich, »dass es die Frauen sind, die nicht wollen, dass Frauen im Rettungsdienst arbeiten.«

»Lass dich nicht unterkriegen«, tröstete mich Armin.

Gelassenheit ist die beste Verteidigung, dachte ich mir. Ich wollte meine Zeit nicht mit negativen Gefühlen vergeuden, sondern so schnell wie möglich auf den Rettungswagen. Außerdem musste ich nicht von jedem gemocht werden.

Trotzdem wurde meine Geduld übermäßig strapaziert. Einmal in der Woche hatten wir vom Rettungsdienst und die Frauenbereitschaft zusammen Unterricht. Immer wenn die Männer am Ende noch etwas besprechen wollten, hieß es: »Alle Frauen raus, bis auf Waltraud Mayer!« Da wurde mir beim Vorbeigehen schon mal eine unfreundliche Bemerkung zugeraunt. Ich nahm mir vor, Ruhe zu bewahren und über das Verhalten hinwegzusehen. Was solls, dachte ich, die sind nur neidisch. Ich wusste ja, dass Paul und die meisten meiner Kollegen hinter mir standen.

»Sie werden sich schon damit abfinden«, tröstete mich Paul. »Alles braucht eben seine Zeit.«

Damit hatte er natürlich recht – und auch wieder nicht. Tatsächlich mussten über zehn Jahre vergehen, bis auch Ulrike akzeptiert hatte, dass eine Frau durchaus auch einen »Männerjob« ausüben kann. Bis dahin ließ sie nichts unversucht, mir ein paar Steine in den Weg zu legen.

Die Zeiten änderten sich und mit ihnen das Rollenbild der Frau. Endlich erkannte auch Ulrike, dass eine Frau im Rettungsdienst doch nichts Besonderes war. Von da an verstanden wir uns wieder gut. Im Rückblick finde ich es bedauerlich, dass es ausgerechnet Frauen waren, die verhindern wollten, dass eine Frau eine Männerdomäne eroberte. Während sich Männer für ihre beruflichen Erfolge kräftig auf die Schulter klopfen, beäugen Frauen kritisch Frauen, die erfolgreicher sind als sie selbst. Ich hätte mir gewünscht, dass sie das, was sie vielleicht heimlich bewunderten, als Ansporn genommen hätten, um für sich selbst etwas zu verändern.

Inzwischen hat sich in der Berufswelt einiges geändert. Frauen im Rettungsdienst sind heute völlig normal. Sie gelten als ruhig und belastbar in schwierigen Situationen, und sie erhalten leichter Zugang zu Patienten und Kindern.

Es war ein Job, bei dem es nie langweilig wurde. Es war abwechslungsreich und spannend, und ich weiß noch, wie sehr ich mich auf meinen ersten Tag auf der Rettungswache gefreut habe.

Aller Anfang ist aufregend

Früher arbeiteten die hauptamtlichen Rettungssanitäter ausschließlich unter der Woche und hatten am Wochenende frei. Wir Ehrenamtlichen retteten nur am Wochenende, das sparte Kosten, denn wir verrichteten unseren Dienst unentgeltlich. Ich richtete mich also darauf ein, künftig die eine oder andere Samstags- oder Sonntagsschicht zu übernehmen. Bis es allerdings so weit war, brauchte es noch etwas Geduld und eine Grundausbildung: sechzig Doppelstunden Theorie, gefolgt von vier Wochen Praktikum im Krankenhaus. Der Unterricht fand in der Regel abends und am Wochenende statt. Das war durchaus eine Aufgabe, die mich forderte, denn ich war bereits 35 Jahre alt, und meine Schulzeit lag schon lange zurück. Deshalb musste ich mich ordentlich anstrengen, viel Stoff war in kurzer Zeit zu lernen, und immer wieder waren Fallbeispiele zu üben. Kein Wunder, dass mir bald der Kopf schwirrte.

Endlich begann der praktische Teil. An der Anmeldung im hiesigen Krankenhaus stellte ich mich der Empfangsmitarbeiterin vor: »Guten Morgen, ich bin Waltraud Mayer und soll hier ein Praktikum machen.«

»Ja«, sagte sie und blätterte einen Moment in ihren Papieren. »Melden Sie sich auf der Kinderstation.«

Weil mein Sohn gerade eine Mandeloperation hinter sich hatte und in der Abteilung für Kinder lag, hatte der Leiter Rettungswache dafür gesorgt, dass ich den größten Teil dort verrichten durfte. Nachdem ich die diensthabenden Schwestern auf der Station begrüßt und ihnen versichert hatte, dass ich möglichst viel lernen wollte, zog ich einen Kittel an, dann ging es los.

»Schwester, ich muss mal!«, »Schwester, ich habe Durst!«, »Schwester, ich habe Bauchweh!«, tönte es aus allen Betten, wenn die Kinder nach mir riefen. Zum Glück erschallte zwischendrin immer mal wieder der Ruf nach der »Mama«. Den Krankenschwestern zur Hand gehen, Temperatur und Blutdruck messen, Patienten zum Röntgen und wieder zurück auf die Station bringen, auch mal ins Labor laufen, um Blut abzugeben, das gehörte unter anderem zu meinen Aufgaben. Es waren lehrreiche Stunden, und ehe ich mich's versah, war die Zeit zu Ende.

Dabei blieb es jedoch nicht. Sich in Erster Hilfe fit zu halten, das war das A und O für alle Helfer. Da die Anforderungen im Rettungsdienst ständig höher wurden, war es erforderlich, die Ausbildung immer auf dem neuesten Stand zu halten. Regelmäßig fanden Fortbildungen und Lehrabende statt. Natürlich nahm ich an diesen Veranstaltungen teil.

Nun konnte ich es kaum erwarten anzufangen. Einen Monat nach meiner Grundausbildung läutete bei uns zu Hause das Telefon. »Hallo, Waltraud, hier ist Paul. Du kannst nächsten Sonntag als dritter Mann die Tagesschicht mit übernehmen. Hast du Zeit?«

»Ja klar«, antwortete ich. »Ich komme!«

Der dritte Mann im Rettungsdienst war entweder ein Zivildienstleistender oder ein Praktikant und fuhr, so wie ich, zu Ausbildungszwecken mit. Der erste Mann war zur damaligen Zeit immer der Fahrer, der für das Fahrzeug, die Mannschaft und den Einsatz zuständig war, der zweite Mann war der Helfer.

»Es ist so weit«, sagte ich zu meinem Mann. »Am Sonntag bin ich dabei!«

Armin freute sich mit mir. »Jetzt wird es also ernst«, meinte er. »Du bist ja gut vorbereitet, das wird schon.«

»Ja«, sagte ich, »ich habe auch keine Angst.«

Am Vorabend überfiel mich plötzlich totale Aufregung. Tausend Fragen gingen mir durch den Kopf. Würde ein schwerer Unfall dabei sein? Würden Menschen sterben? Was, wenn ich nicht helfen konnte? Würde ich alles richtig machen? Nun hatte ich Ausbildung und Praktikum gerade hinter mir, aber es war doch etwas anderes, wenn man mittendrin dabei war. Mach dich nicht verrückt, sagte ich mir, schließlich bist du nicht allein.

Entschlossen packte ich einen Korb mit etwas zu essen und zu trinken, ein paar Zeitschriften und natürlich meinem Strickzeug für Wartezeiten. Dann ging ich früh zu Bett.

Mit einem Kribbeln im Bauch stand ich am nächsten Morgen auf, ich war gespannt, was auf mich zukommen würde. Nach einem schnellen Frühstück machte ich mich auf den Weg. Nur wenige Autos waren an diesem Sonntagmorgen unterwegs, die Stadt schlief noch. Eine halbe Stunde vor Schichtbeginn erreichte ich das zweigeschossige Haus, an dessen Vorderseite groß »Bayerisches Rotes Kreuz« stand. Hier kannte ich mich bestens aus. Die Kollegen würden oben im Aufenthaltsraum sein. Auf der ausgetretenen Holztreppe stieg ich in den ersten Stock und trat in die Wachstube.

»Hallo, Wolli«, sagte ich fröhlich zu Wolfgang, »melde mich zum Dienst.«

Wolli war ein netter Kollege, wir kannten uns schon lange. Ich bewunderte ihn sehr. Selbst in Momenten höchster Anspannung blieb er ruhig und gelassen. Ständig bot er mir seine Hilfe an.

»Schön, dass du da bist.« Wolli machte sich an der Kaffeemaschine zu schaffen. »Kurt ist draußen am Wagen, du kannst ihm helfen.«

Umgezogen hatte ich mich bereits zu Hause, da mir keine separaten Umkleide-, Wasch- und Toilettenräume zur Verfügung standen. Es war überhaupt nur eine Toilette vorhanden, die wir gemeinsam nutzten. Weil es keinen Platz gab, um die persönlichen Sachen zu verstauen, stellte ich meinen Korb neben die Eckbank und ging wieder nach unten. Kurt stand am Garagentor und rauchte eine Zigarette. Er brummte leise etwas Unverständliches vor sich hin, als ich ihn begrüßte. Dass er von meiner Mitarbeit nicht begeistert war, stand ihm ins Gesicht geschrieben.

Kurt drückte seine Zigarette aus und fing mit dem Fahrzeugcheck an. Vor jedem Schichtbeginn musste der Rettungswagen auf Vollständigkeit und Funktion geprüft werden. Durch unseren Unterricht und verschiedene Lehrgänge wusste ich, was sich wo befand, und auch der Notfallkoffer war mir bereits vertraut. Als Neuling musste man natürlich auch wissen, wie man mit der Krankentrage umging oder wie man an der Einsatzstelle sicher aus dem Fahrzeug stieg.

»Eigensicherung nicht vergessen«, der Ratschlag kam von Wolli, der in der Zwischenzeit auch rausgekommen war. »Es bringt nichts, wenn man zum Einsatz fährt, aus dem Auto steigt, und man wird vom Laster überfahren.«

Unter Wolfgangs Aufsicht durfte ich mit einer Liste den Notfallkoffer kontrollieren und auffüllen. Nachdem alles auf Vollständigkeit und Funktion geprüft war, gingen wir nach oben in den Wachraum und schenkten uns Kaffee ein.

»Gut, dann wollen wir mal sehen, was der heutige Tag bringt«, sagte Wolli.

Lange währte die Gemütlichkeit nicht, da klingelte auch schon das Telefon. Den Piepser, den man heute am Gürtel trägt, gab es noch nicht. Ein Notruf ging ein.

»Eine gestürzte Person«, rief Kurt, der das Gespräch entgegengenommen hatte.

Das war für uns das Signal zum Aufbruch. Mein erster richtiger Einsatz, das Herz pochte mir bis zum Hals. Ich kippte meinen Kaffee hinunter und folgte Wolli und Kurt.

»Schnall dich an!«, sagte Wolli, schaltete das Blaulicht an, und es ging los. »Nicht zu schnell rasen«, erklärte mir Wolli unterwegs. »Lieber etwas später am Einsatzort ankommen als gar nicht mehr. Im Zweifel mach langsamer.« Wie zur Demonstration bremste Wolli stark. Ein unachtsamer Fußgänger überquerte die Straße. »Ich weiß nicht, warum man vor dem RTW auf Alarmfahrt noch über die Straße muss«, schimpfte er.

Wolli beschleunigte wieder, und ich beobachtete die Autos, die Stoßstange an Stoßstange vor einer Ampel standen und die wir links überholten.

»Wichtig ist, dass wir nicht jedes Schlagloch mitnehmen«, meinte Wolli weiter, »damit wir die Patienten schonen.«

Das verstand ich auf Anhieb. Die Fahrzeuge damals waren schlecht gefedert, selbst vorn in der Fahrerkabine schaukelte es heftig, und das Schlagen der Türen war laut wie ein Presslufthammer.

Weil es nur eine kurze Anfahrt war, bog Wolli nach wenigen Minuten in eine ruhige Wohnstraße mit Ein- und Zweifamilienhäusern ein, an deren Ende ein größeres Haus mit mehreren Parteien stand. Wir hielten direkt vor der Tür. Kurt drückte mir den Notfallkoffer in die Hand, und wir eilten ins Haus.

Ich erinnere mich noch, wie unangenehm es mir bei diesem ersten Einsatz war, in die Privatsphäre von fremden Menschen einzufallen. Die Patientin, eine achtzigjährige Frau, saß im Nachthemd auf einem Hocker und erschrak furchtbar, als wir plötzlich in ihrer kleinen Küche standen. Zwei große Männer mit Bart und ich dazwischen, in grellroten Jacken und klobigen Schuhen. Die Frau hatte Angst und war mit der ungewohnten Situation überfordert. Ich versuchte, sie abzulenken und unterhielt mich mit ihr über ihre Geranien vor dem Balkon, dabei entspannte sie sich merklich. Ansonsten versuchte ich, nicht im Weg zu stehen und das Geschehen von der Seite zu beobachten.

»Sie ist einfach umgekippt und mit dem Kopf auf den Küchenboden geknallt«, sagte ihr Mann.

»Wie geht es Ihnen?«, fragte Wolli und sah sich die ordentlich blutende Platzwunde auf der Stirn an.

»Mir war plötzlich schwindelig.«

»Gibt es irgendwelche Vorerkrankungen?«

»Nein«, mischte sich ihr Mann ein, »sie ist eigentlich gesund.«

»Haben Sie außer dem Schwindel sonst noch irgendwelche Beschwerden?«, fragte Wolli weiter, um herauszufinden, was der Frau fehlte.

»Nein, nein«, seufzte die Patientin.

»Wir werden Sie verbinden und ins Krankenhaus fahren«, erläuterte Wolli mit beruhigender Stimme, »dann kann abgeklärt werden, warum Sie umgefallen sind.«

Ihr Mann suchte aufgelöst ihre Unterlagen, Waschzeug und Nachthemden zusammen.

»Hol mal die Trage«, forderte mich Kurt auf.

Ich machte mich schleunigst auf den Weg. Wie kriegt man noch mal das Ding aus dem Auto, überlegte ich. Erst den linken oder erst den rechten Hebel drücken? Ich fackelte nicht lange und probierte es einfach, erfreulicherweise klappte es gleich auf Anhieb.

Oben angekommen, hoben Wolli und Kurt die Patientin vom Hocker auf die Trage. Wolli gab das Kommando:

»Eins, zwei, drei – hau ruck und weg!«

Im Rettungswagen beugte sich Kurt über die Patientin: »Ich messe kurz den Blutdruck«, erklärte er und legte die Manschette an. Nachdem der Blutzuckerspiegel ermittelt und ein EKG angelegt war, wischte ich der Frau das Blut ab, desinfizierte die Wunde und klebte eine Kompresse darauf. Dann ging es ins Krankenhaus. Diesmal ohne Blaulicht, da für die Patientin keine akute Gefahr bestand. Kurt setzte sich nach hinten, um die Frau zu betreuen. Ich stieg auf der Beifahrerseite ein.

»Funk mal die Leitstelle an«, sagte Wolli, »um unseren Status bekannt zu geben.«

Funken musste man lernen. Durch die Betreuungsfahrten auf dem Krankentransportwagen hatte ich schon ziemlich viel mitbekommen. Seinerzeit hatten wir noch Analogfunk, man hatte eine Art Telefonhörer mit Gegensprechanlage. Ich nahm den Hörer ab und meldete: »Leitstelle für Rotkreuz 7244 (jedes Fahrzeug hatte seinen eigenen Funkrufnamen), haben übernommen, sind unterwegs ins Krankenhaus.«

»Verstanden 7244«, erwiderte der Disponent von der Leitstelle. Mir machte das sofort Spaß.

Am Krankenhaus öffnete Wolli die Schiebetür. »Schöne Fahrt gehabt?«, scherzte er, während wir die Patientin in die Notaufnahme schoben und einem Pfleger übergaben. Wolli gab kurz Auskunft über Name, Alter und Grund der Einlieferung. Jetzt noch den Transportschein abstempeln lassen, »gute Besserung« wünschen und wieder ab zur Rettungswache.

Wer in jenen Tagen am Uferweg der Insel entlangging, wird mich oder meine Kollegen vielleicht auf dem Parkplatz vor der alten Rettungswache gesehen haben. Höchstwahrscheinlich beim Reinigen des Fahrzeugs: Materialien auffüllen, durchwischen und die Trage neu beziehen, um umgehend wieder einsatzbereit zu sein. So war es auch diesmal.

Zurück im Aufenthaltsraum der Rettungswache dokumentierten Wolli und Kurt den Einsatz. Damals war die Datenerfassung noch »Handarbeit« und erforderte viel Aufwand. Unterwegs im RTW trugen wir auf einem grünen Patientenblock Name, Adresse, Krankenkasse und verschlüsselt die Diagnose ein, alles gut lesbar in Blockschrift. Auf der Wache wurden die Daten in ein Buch übertragen. Hatten wir etwas vergessen, etwa die Uhrzeit, mussten wir die Leitstelle anrufen und nachfragen. Später kamen Lesegeräte, sodass wir nur noch die Krankenkassenkarte hineinschieben und die Zeit und die Diagnose eingeben mussten. Im Verlauf der 1990er-Jahre wurden dann Computer eingeführt. Heute ist alles digitalisiert. Eines der wichtigsten Utensilien für den Rettungsdienstmitarbeiter ist ein Tablet, mit dem bereits am Einsatzort die Daten erfasst werden können.

Während wir auf den nächsten Einsatz warteten, unterhielten sich die Männer über Fußball und schnelle Autos. Ich sollte bald merken, dass das die bevorzugten Gesprächsthemen vieler meiner Kollegen waren. Mich störte das nicht, ich überbrückte die Wartezeit, indem ich in einer Zeitschrift blätterte oder strickte.

Kaum hatten wir was gegessen, wurden wir ein zweites Mal angefordert. Also wieder Jacke an, Treppe runter und rein in den Rettungswagen. Meine Aufregung hatte sich im Vergleich zum ersten Einsatz etwas gelegt. Ich erledigte die Beifahrertätigkeiten wie das Drücken der Knöpfe für Blaulicht und Sirene oder hielt nach den Hausnummern Ausschau. Die waren häufig zugewachsen, versteckt angebracht oder gar nicht vorhanden. Auch das flaue Gefühl im Magen verflog nach und nach. Wir hatten acht Einsätze an diesem Tag. Das war sehr viel, ich wusste am Abend kaum noch, was es alles gewesen war – glücklicherweise lauter leichte Fälle.

Wie im Fluge war die Zeit vergangen. Schneller als erwartet war es achtzehn Uhr und damit Schichtübergabe an die Kollegen. Wir besprachen, was gewesen war und ob es Besonderheiten gegeben hatte beziehungsweise was auf die nächste Schicht zukommen würde. Papiere und Einsatzprotokolle noch abheften, dann konnten wir gehen.

»Du hast deinen Job einwandfrei gemacht«, sagte Wolli und klopfte mir auf die Schulter.

»Das freut mich«, antwortete ich. »Hier bleibe ich.«

»Noch ein paar Dienste«, meinte Wolli, »und du kennst dich bestens aus.«

Mein Kopf war voll von all den Eindrücken. Ich war überwältigt und froh, dass ich mich gut einbringen konnte. Ich hatte vom ersten Tag an das Gefühl, hier genau richtig zu sein.

»Wie ist es heute gelaufen?«, fragte mich mein Mann, als ich nach Hause kam.

»Ich durfte alles machen, was ich mir zutraute und was ich konnte«, antwortete ich stolz. »Natürlich bin ich jetzt völlig ausgelaugt, aber es war einfach toll.«

Bevor ich ins Bett ging, legte ich ein Schulheft mit rotem Umschlag an, um alle meine ehrenamtlichen Einsätze einzutragen. Auf die erste Seite schrieb ich in Schönschrift:

Rotes Kreuz: Übertritt nach zehnjähriger Zugehörigkeit bei den Frauen! Am 01 März 1979 neuer Eintritt

bei den Männern im Sani-Club!! Ich fühle mich hier
als einzige Frau sehr wohl, die Arbeit bereitet mir viel
Freude!

Zusätzlich führte ich, wie jedes andere Mitglied auch, ein offizielles Dienst-Nachweisbuch, in dem sämtliche Dienstleistungen, aber auch Übungen, Versammlungen, Lehrgänge und vieles mehr vermerkt wurden.

Ich hatte an meinem ersten Tag auf dem Rettungswagen viel gesehen, aber längst nicht alles. Dass der Alltag mitunter ziemlich hart war, erfuhr ich bald – auch das Miterleben tragischer Todesfälle gehörte dazu.

Notruf Atemstillstand

Jeder, der im Rettungsdienst arbeitet, weiß, dass er früher oder später in die Situation kommen wird, einen toten Menschen zu sehen. So ging es auch mir. Darauf vorbereiten kann man sich nicht, aber innerlich hoffte ich, dass es kein junger Mensch sein würde.

»Deinen ersten Toten wirst du nicht vergessen«, sagte in meiner Anfangszeit einmal ein erfahrener Kollege zu mir. Er sollte recht behalten. Dieser Einsatz hat sich in meine Erinnerung eingegraben, ich weiß noch genau, wann das war.

Es war im Juli 1980 bei einer Samstagsschicht. Als ich an diesem Morgen das Haus verließ, kündigte sich ein schwüler Sommertag an. Die Sonne schien, und die Vögel zwitscherten. Damals wurden die Wochenendschichten immer mit zwei oder drei der insgesamt etwa zehn ehrenamtlichen

Rettungskräften besetzt. An diesem Tag fuhr ich zusammen mit Heinz auf dem Rettungswagen. Wir verstanden uns gut. Ich hatte mich eingearbeitet und schon etliche Schichten hinter mir.

Der Vormittag war hektisch gewesen, mit dicht aufeinanderfolgenden Einsätzen. Trotzdem war alles ohne große Schwierigkeiten verlaufen. Wir hatten es zwar nur mit einfachen und kleinen Notfällen zu tun gehabt, stressig war es trotzdem gewesen. Erst um vierzehn Uhr kamen wir endlich dazu, Mittagspause zu machen und kurz durchzuschnaufen. Wir saßen entspannt am Tisch, vor uns eine Kanne mit heißem Kaffee und Behälter mit belegten Broten, die wir uns selbst mitgebracht hatten.

»Jetzt habe ich aber wirklich Hunger«, sagte ich und biss genüsslich von meinem Brot ab. Da klingelte das Telefon wieder.

»Das ist doch nicht zu fassen, immer kurz vor dem Mittagessen.« Heinz stand auf und hob ab, hörte einen Moment zu, legte auf und sagte: »Bewusstlose Person auf der Bregenzer Straße. Einsatz mit Notarzt!«

Mittlerweile machte mich der Alarm nicht mehr nervös, aber ein Nervenkitzel war immer mit dabei. Sobald man das Gefühl hatte, jetzt geht es um alles, rauschte Adrenalin durch die Adern. Der Hormon-Kick schärfte die Sinne und setzte Energiereserven frei. So war man in der Lage, sich auf den Einsatz zu fokussieren und seine Arbeit bestmöglich zu machen.

Wir ließen alles stehen und liegen und sprangen in den Rettungswagen. »Rechts ist frei«, sagte ich, und Heinz fuhr auf die Straße. Im Sommer füllte sich die Stadt mit Touristen, sodass er trotz Martinshorn und Blaulicht darauf achten musste, nicht mit dem einen oder anderen Auto zu kollidieren.

Heinz schlängelte sich durch den Verkehr. Mehrere Autos wichen auf den Gehsteig aus.

»Lauter Sonntagsfahrer!«, schimpfte er.

Am Notfallort hatte sich bereits eine kleine Menschenmenge versammelt. Ein Mann winkte uns zu. Heinz kam direkt daneben zum Stehen, und wir stiegen aus dem Wagen. In der heißen Luft konnte ich die Abgase der Autos, die sich an der Ampel der nahen Kreuzung stauten, riechen.

»Bitte schnell, er rührt sich nicht«, sagte der Mann.

»Was ist denn passiert?«, fragte Heinz, während wir die Notfallausrüstung aus dem Wagen holten.

»Ich habe den Mann auf dem Bürgersteig liegend gefunden«, sagte der Passant aufgeregt.

»Er hat sich an die Brust gefasst und ist zusammengesackt«, meinte ein anderer.

Wir brauchten nur Sekunden, um die Situation zu erfassen. Ein Mann, ich schätzte ihn auf Mitte bis Ende achtzig, lag bewegungslos auf dem Rücken. Er trug eine kurze Hose, ein blaues Poloshirt, das ordentlich in den Hosenbund geschoben war, und weiße Socken in Sandalen. Er sah ganz friedlich aus, als hätte er sich nur in die Sonne gelegt.

Dann ging es schnell. Wir stellten unsere Ausrüstung auf den Boden, Heinz kniete sich hin und begann sofort mit der Untersuchung.

»Schick die Leute weg«, raunte er mir zu, »wir brauchen mehr Platz.« Dabei rüttelte er den Patienten an der Schulter, bekam aber keine Reaktion.

»Weitergehen, hier gibt es nichts zu sehen!«, forderte ich die Menschen, die immer näher kamen, im dominanten Ton auf. In solch einer Situation war keine Zeit für Höflichkeit.

Viel bewirkte meine Intervention allerdings nicht, wenige gingen weiter, einige blieben einfach stehen, um jeden Moment der Tragödie mitzubekommen. Immerhin traten sie ein paar Schritte zurück, sodass sie nicht weiter störten.

»Wie ernst ist es?«, fragte ich Heinz, während ich versuchte, mir die Einmalhandschuhe über meine verschwitzten Hände zu ziehen.

Er hatte inzwischen die wichtigsten Vitalwerte geprüft. »Kein Puls, keine Atmung, Pupillen reagieren nicht«, sagte Heinz und fing sofort an, rhythmisch mit beiden Händen auf die Mitte des Brustkorbs zu drücken.

Wenn ein Patient nicht auf Ansprache reagiert und sowohl Atem als auch Puls nicht vorhanden sind, dann hat man es mit einer lebensbedrohlichen Situation zu tun und muss unverzüglich mit der Reanimation beginnen. Bei einem Herzstillstand zählt jede Sekunde. Tief beunruhigt betrachtete ich den Patienten genauer. Seine Gesichtshaut war fahl, die Lippen blau, die offen stehenden Augen starrten ins Leere. Ich schnappte mir den Handblasebalg und drückte Luft in seine Lungen.

»Wir werden ihm nicht mehr helfen können«, meinte Heinz, während er weiterhin fest auf die Brust drückte, immer im gleichen Tempo. Schweißperlen hatten sich auf seiner Stirn gebildet.

Ein Rettungssanitäter darf den Tod nicht feststellen, also machten wir bis zum Eintreffen des Notarztes mit der Reanimation weiter. Und die ganze Zeit standen immer noch Leute am Straßenrand und sahen zu. Doch wir waren so sehr mit der Notfallsituation beschäftigt, dass wir die Zuschauer völlig ausgeblendet hatten.

Wir waren sehr erleichtert, als der Notarzt auftauchte. »Ich übernehme, bereite das EKG vor«, wies er Heinz an.

Trotz aller Bemühungen war der Mann nicht mehr zu retten. Offenbar hatte von Anfang an keine Chance bestanden, ihn ins Leben zurückzuholen.

»Reanimation einstellen!«, bestimmte der Notarzt. »Es ist aussichtslos, ihr habt zweifelsfrei alles richtig gemacht.«

Nach den Vorschriften kann der Arzt die Reanimation einstellen, wenn sich auf dem Monitor des EKG zehn Minuten keine Herztätigkeit zeigt.

»Hol mal eine Decke aus dem Wagen«, sagte Heinz und schloss dem Toten die Augen.

Wir deckten den Leichnam zu und schafften Ordnung. Dann ging Heinz zum Rettungswagen, um ein Bestattungsunternehmen anzufordern. Erst jetzt zerstreuten sich die Zuschauer. Während wir warteten, steckte sich Heinz eine Zigarette an. »Eigentlich will ich schon die ganze Zeit mit dem Rauchen aufhören«, sagte er und zuckte mit seinen schmalen Schultern. »Alles okay mit dir?«

Ich nickte. Allerdings hatte ich ziemlich weiche Knie, und in meinem Kopf versuchte ich, das eben Erlebte zu verarbeiten. Auch wenn der Mann alt war, tat es mir leid, dass er ganz allein auf der Straße sterben musste.

Gelassen rauchte Heinz seine Zigarette und hielt den Blick dabei in die Ferne gerichtet, in Richtung der Berge. »Willst du darüber reden?«

»Eher nicht.«

»Damit muss man hier umgehen können«, meinte er und sah mich an. »Wirst dich schon dran gewöhnen.« Heinz wusste, wovon er sprach, in seinen langen Jahren beim BRK (Bayerischen Roten Kreuz) hatte er schon einiges erlebt.

Zurück auf der Wache war ich wieder relativ gefasst. Die restliche Zeit des Dienstes verbrachten wir vorwiegend mit Warten. Das war gut so, ich brauchte eine Verschnaufpause. So schnell kann es gehen, dachte ich betrübt, selbst wenn man sofort half, konnte es vorbei sein.

»Wie wärs mit einem Kaffee?«, fragte Heinz.

»Ja, danke, den kann ich jetzt gebrauchen.«

Während eines Einsatzes hatte man nicht die Zeit zum Nachdenken, da war man auf das Geschehen konzentriert. Für Emotionen und Gefühle war im Notfall kein Platz. Erst später, wenn man »runterkam«, realisierte man alles. Wenn es richtig aufregend war, setzte ich mich nach einem Einsatz hin und fing seelenruhig vor aller Augen an zu stricken. Das half, das beruhigte meine Nerven und die der anderen auch. So manches Paar Socken ist dabei zustande gekommen.

Reden konnte ich immer mit meinen Kollegen oder zu Hause. Mein Mann war als Sanitäter ja auch »vorbelastet«. Mit Freunden sprach ich über schwierige Einsätze nur am Rande. Wenn man solche Lasten trägt und sie durch Gespräche weitergibt, muss der andere das auch aushalten können. Das wollte ich ihnen nicht zumuten.

In dieser Nacht sah ich den Toten im Traum. Das erste Mal war besonders und nicht einfach, und natürlich war ich mitgenommen. Solche Momente erlebte ich in meinem Beruf häufiger. Welche ungeheuren Belastungen ich auszuhalten hatte, wurde mir nach meinen ersten Diensten bewusst, und ich musste lernen, damit zurechtzukommen.

Extrem fordernd und unglaublich schön

Es war ein Beruf der Extreme. Licht und Schatten, Glücksmomente und tiefes Leid standen unmittelbar nebeneinander. Auf jeden Fall war es eine Gratwanderung. Man durfte das Erlebte nicht zu sehr an sich heranlassen, sonst konnte man es nicht verkraften. Gleichzeitig durfte man seine Empathie nicht verlieren. Ich habe versucht, mich vor jedem schwierigen Einsatz auf das Kommende einzustellen, denn wenn man das nicht tat, konnte es einen unerwartet hart treffen. Und wenn die Lage einmal unübersichtlich war, dann blieb ich einen Moment still stehen, atmete einmal tief durch und stieg mit klarem Kopf wieder ins Geschehen ein. In stressigen Augenblicken ruhig zu bleiben, war eine der wichtigsten Fähigkeiten, die ich gelernt habe.

Ein Arbeitstag konnte schon belastend sein. Immer wieder hieß es, mit neuen und unerwarteten Situationen konfrontiert zu werden, auch mal schnelle Entscheidungen zu treffen und keine Berührungsängste zu haben. Die Patienten waren nicht immer gestylt, ob im Kuhstall, beim Verkehrsunfall oder tagelang krank zu Hause – Scheu vor engem Kontakt war da fehl am Platz. Bedrückend waren vor allem solche Einsätze, bei denen wir zu spät kamen.

Ein guter Sanitäter muss seine Gefühle im Griff behalten. Jedem im Rettungsdienst ist bewusst, dass man nicht immer helfen kann. Man muss akzeptieren, dass für manche Menschen einfach der Zeitpunkt zu sterben gekommen ist. Jeder entwickelt dabei seine eigene Strategie, um das zu schaffen. Wichtig war mir immer, dass ich mal abschalten konnte. Raus. Einfach den Kopf freibekommen, Fahrrad fahren oder spazieren gehen. Das brauchte nicht der große Ausflug sein, eine Runde am Seeufer reichte schon, um auf andere Gedanken zu kommen.

Neben den schwierigen Situationen gab es auch viele schöne Momente. Ein besonderes Vergnügen wollte mir eines Tages der Pilot eines Rettungshubschraubers machen. »Du kannst mit mir mitfliegen«, lud er mich ein.

Der Notarzt, den er zum Einsatzort gebracht hatte, fuhr im Rettungswagen mit. Er hatte beschlossen, den herzkranken Patienten in die Klinik zu begleiten, um sofort eingreifen zu können, falls sich sein Zustand verschlechtern sollte.

»Oh ja«, freute ich mich über die willkommene Abwechslung, »das machen wir.«

Mein Kollege hatte nichts dagegen, nur der Zivi war neidisch. »Ich möchte auch fliegen«, murrte er.

Begeistert nahm ich neben dem Piloten im Cockpit Platz. Sobald die Tür geschlossen war, hoben wir ab. Der Hubschrauber gewann rasch an Höhe. Unter uns jagte die Landschaft dahin, und ich genoss den atemberaubenden Blick auf den Bodensee. Ich konnte es kaum glauben, dass ich wirklich in einem Hubschrauber saß. Erst als der Pilot mir zu Ehren ein paar Extrakurven einbaute, wurde mir etwas mulmig zumute.

Am meisten freute es mich aber, wenn die Patienten ihre Dankbarkeit zeigten. Ich habe viele Menschen kennenlernen dürfen und berührende Dankesbriefe bekommen. Häufig war es nur ein Lächeln, das uns für unsere Arbeit belohnte – aber auch das bedeutete mir viel.

Einmal, erinnere ich mich, holten wir eine Patientin aus einem Hospiz ab, um sie nach Hause zu bringen. Das war schon außergewöhnlich. Normalerweise fuhren wir die Patienten ins

Sterbehaus, nicht umgekehrt. Obwohl sie vom Tod gezeichnet war, gehörte sie zu den wenigen, bei denen sich der Zustand wider Erwarten stabilisiert hatte. Die alte Dame war überglücklich. Sie strahlte über das ganze Gesicht. Fröhlich erzählte sie uns, wie sehr sie sich nun auf ihre Familie freute. Das war eines meiner schönsten Erlebnisse.

Um solche Momente zu erleben, war ich dem Rettungsdienst beigetreten. Es waren die Begegnungen mit den unterschiedlichen Menschen, denen man oft mit wenigen Handgriffen helfen konnte. Auch wenn nicht jedes Leben zu retten war.

Notruf um Leben und Tod

Als Ehrenamtliche war ich sehr beschäftigt. Ende 1980 hatte ich bereits achtzig Transporte in meinem roten Büchlein vermerkt. Mein Idealismus wurde in dieser Zeit allerdings auf manch harte Probe gestellt. Denn es berührte mich zutiefst, wenn wir es nicht schafften, Leben zu erhalten.

Es war einer dieser Novembertage, an denen der Nebel wie eine Glocke über dem See lag und tief durch die Straßen und Gassen der Insel zog. An diesem Sonntag teilte ich meine Schicht mit Rainer. Der Tag verlief relativ entspannt. Wir hatten am Vormittag nur einen Einsatz, eine Platzwunde am Kopf, nichts Bemerkenswertes. Ein junger Mann war mit dem Mountainbike gestürzt, ein Freund hatte die Rettung alarmiert. Nachdem wir den Verletzten zum Nähen ins Krankenhaus gebracht hatten, blieb das Telefon den Rest des Tages still. Irgendwann zwischen siebzehn und siebzehn Uhr dreißig ging ein weiterer Notruf ein.

»Nicht ansprechbare Person, 73 Jahre, weiblich«, sagte der Kollege von der Rettungsleitstelle. »Der Notarzt rückt mit aus.«

Die Zeit drängte. Im Laufschritt ging es zum Rettungswagen, Blaulicht und Martinshorn an und los. Mit höchstmöglicher Geschwindigkeit und ohne größere Zwischenfälle erreichten wir die Notfalladresse, ein Bauernhaus in einem entlegenen Stadtteil. Mit dem EKG und dem Beatmungsgerät sprang Rainer aus dem Wagen, ich folgte mit dem Notfallkoffer.

Eine Frau stürmte aufgeregt aus dem Haus: »Kommen Sie schnell! Kommen Sie schnell, meine Schwester atmet so komisch!«

»Was ist vorgefallen?«, fragte Rainer.

Die Angehörige redete verzweifelt auf uns ein: »Heute Mittag wollte sie nicht zum Essen kommen, weil sie sich schläfrig fühlte. Seitdem ging es ihr zunehmend schlechter, und jetzt rührt sie sich nicht mehr. Ich konnte nichts machen«, sagte sie, während sie uns hastig durch den Hausflur führte.

»Beruhigen Sie sich«, sagte Rainer. »Wir sind jetzt da und kümmern uns.«

Beim Betreten des Wohnzimmers fielen mir die Fotos auf, die auf einer Anrichte standen. Bilder einer Familie, Kinder und Enkel, die uns anstrahlten. Ich sah nur kurz hin, der Anblick der Patientin forderte unser schnelles Handeln. Die korpulente Frau mit dem grauen Haarknoten hing bewegungslos im Sessel, seitlich durch die Armlehne am Herunterfallen gehindert.

Um uns ungestört einen Überblick verschaffen zu können, sagte Rainer zu der Angehörigen:

»Gehen Sie raus und warten Sie auf den Notarzt!«

Rasch streiften wir uns Handschuhe über und begannen mit der Untersuchung. Rainer beugte sich über die Patientin. »Hallo, können Sie mich hören?«, rief er und schüttelte sie dabei an den Schultern. Ihre Augen blieben geschlossen, sie reagierte nicht. »Hat sie Puls?«

»Moment.« Ich umfasste ihr Handgelenk und suchte mit dem Daumen nach dem Puls. »Flach«, erwiderte ich.

Rainer hielt das Ohr an ihren Mund, um die Atmung zu überprüfen, und legte gleichzeitig eine Hand auf ihren Brustkorb, damit er fühlen konnte, ob er sich hob und senkte. »Keine Atmung, wir müssen reanimieren! Runter auf den Boden!«

Von diesem Moment an ging alles Schlag auf Schlag. Die bewusstlose Frau war in einem lebensbedrohlichen Zustand, jetzt durften wir keine Zeit verlieren. Nun hatten wir zwei Mittel: künstliche Beatmung und Herzmassage. Wenn das Gehirn nicht schnellstens mit Sauerstoff versorgt wurde, drohten der Patientin irreparable Schäden oder der Tod. Eine Adrenalinspritze, die die Herztätigkeit wieder anregen konnte, durfte nur der Arzt verabreichen.

Für die Herzdruckmassage war es notwendig, die Frau flach auf den zu Boden legen. Ich richtete augenblicklich ihren Oberkörper auf, griff von hinten die Unterarme der Patientin und drehte sie leicht, Rainer nahm die Beine. Mit aller Kraft hob ich sie hoch. Doch ich hatte das Gewicht unterschätzt, die Frau war so schwer, dass ich sie kaum halten konnte. Ich sackte mit ihr im Arm in die Hocke und dann langsam auf den Boden. Dabei verspürte ich einen stechenden Schmerz in meinem Fuß.

Nun bekam ich es auch noch mit einer Verletzung zu tun. Doch die Frau kämpfte mit dem Tod, und Rainer konnte sie allein kaum wiederbeleben. Irgendwie schaffte ich es, ein

Aufstöhnen zu unterdrücken. Ich kniete mich sofort neben die Patientin, riss ihr die Bluse auf, legte einen Handballen auf die Mitte des Brustbeins, die andere Hand darüber, streckte die Arme durch und drückte im Rhythmus kurz und kräftig nach unten. Immer wieder, schnell und fest, wie ich es in meiner Ausbildung gelernt hatte. Nur die Schmerzen im Fuß machten mir zu schaffen. Mir blieb keine andere Wahl, als sie zu ignorieren. Bis der Notarzt eintraf, waren wir die Einzigen, die der Patientin vielleicht noch helfen konnten. Rainer saß derweil am Kopf der alten Dame und hielt einen Beatmungsbeutel auf ihr Gesicht. Die Herzdruckmassage war so beschwerlich, dass ich bald glaubte, meine Arme würden abfallen. Vor Anstrengung stand mir der Schweiß auf der Stirn. Gott sei Dank dauerte es nicht lange, bis Rainer sagte: »Lass uns tauschen.«

»Gut«, erwiderte ich voller Erleichterung.

Eine Reanimation kostete viel Kraft. Wurde man müde, bestand immer die Gefahr, dass man in einem viel zu langsamen Rhythmus drückte. Herzmassage und Beatmung mussten aufeinander abgestimmt sein. Noch war kaum Puls zu tasten. Wir kämpften fieberhaft um das Leben der Frau. Als plötzlich die Tür aufsprang und der Notarzt hereinstürzte, atmete ich auf. Jetzt übernahm er das Kommando und gab uns entsprechende Anweisungen. »Adrenalin«, ordnete er an und legte blitzschnell einen Venenzugang.

Während ich die Herzmassage fortsetzte, brach Rainer eine Ampulle auf und zog die Spritze auf. Gleich darauf führte der Arzt einen Kunststoffschlauch durch den Mund in die Luftröhre ein, um die Patientin zu intubieren. Wir alle hofften, dass sie es schaffen würde. Dennoch zeigte das angeschlossene EKG eine Nulllinie. »Defibrillator!«, rief der Notarzt.

Die Angehörige drückte sich wie versteinert an die Wand und beobachtete fassungslos das Geschehen.

»Weg vom Patienten!«

Die Reanimation dauerte bereits über zwanzig Minuten. Je mehr Zeit verging, desto unwahrscheinlicher wurde es, die Patientin zu retten. Nach mehreren Schockstößen brach der Notarzt die Wiederbelebung ab. »Es ist hoffnungslos. Wir können aufhören.«

Die Schwester der Verstorbenen war wie gelähmt und brachte nur noch ein »Warum?« heraus.

»Es tut mir sehr leid, wir haben alles getan, um sie ins Leben zurückzuholen. Sämtliche Maßnahmen waren vergebens«, versuchte ihr der Notarzt den tragischen Vorfall verständlich zu machen.

Die Frau begann zu weinen. Aus ihrem Gesicht war jegliche Farbe gewichen. Auch wir waren betroffen. Wortlos fing Rainer an, die Sachen aufzuräumen und einzupacken. Ich wollte mich vom Boden erheben, um ihm zu helfen, doch es ging nicht. Vor Aufregung hatte ich die Schmerzen in meinem Fuß ganz vergessen, nun nahm ich sie umso deutlicher wahr. Ich brauchte unbedingt Hilfe, aber es war mir wahnsinnig unangenehm, vor der trauernden Angehörigen den Notarzt zu bitten, meine Verletzung zu begutachten. Schließlich machte ich den Arzt unauffällig auf meine Notlage aufmerksam. Mittlerweile war mein Fuß stark angeschwollen.

Er tastete vorsichtig meinen Knöchel ab. »Ich glaube, gebrochen ist nichts«, meinte er. »So hat das keinen Sinn, wir fahren dich gleich in die Notaufnahme.«

Als mir die beiden Männer hochhalfen, quälten mich die Schmerzen immer mehr. Vollkommen ausgelaugt schleppte ich mich an Rainers Arm zum Rettungswagen und rutschte auf den Beifahrersitz. Im Krankenhaus wurde eine Röntgenaufnahme gemacht und ein Bänderriss diagnostiziert. Rainer blieb bei mir, bis ich versorgt war, und brachte mich anschließend nach Hause. Der Arbeitstag hätte besser enden können. Damit meine ich nicht nur meine Verletzung: Der Einsatz hatte uns wieder einmal vor Augen geführt, dass das Leben begrenzt war.

Als ich am späten Abend die Wohnungstür aufschloss und mit Gips und auf Krücken in der Küche erschien, wurde ich von meiner Familie sofort mit Fragen überschüttet.

»Was für ein Tag«, sagte ich. Ich wollte meine Kinder nicht belasten, deshalb erzählte ich nicht, dass die Patientin verstorben war, sondern berichtete nur, wie ich mir die Verletzung zugezogen hatte.

»Da kannst du ja erst mal nicht arbeiten«, stellte meine Tochter fest.

»Ja, es wird wohl eine Weile dauern, bis ich wieder einsetzbar bin«, seufzte ich. Dabei fiel mir ein, dass der arme Rainer den Rettungswagen jetzt ganz allein durchchecken musste.

Der Rettungswagen – wie die Zeit vergeht

Was sich über all die Jahre verändert hat, das sind weniger die Patienten, sondern vor allem der Rettungswagen und das Equipment. Der RTW ist für die Versorgung, Überwachung und den Transport von Notfallpatienten ausgerüstet. Zu meinen Anfangszeiten, in den 1980er-Jahren, war er im Vergleich zu heute eher dürftig ausgestattet, aber wir haben die Leute trotzdem gut in die Notaufnahme gebracht.

Damals gehörten neben Krankentrage, Bettzeug, Notfallkoffer, Beatmungsbeutel und Absaugpumpe – wenn Patienten sich erbrochen hatten – auch eine Bettpfanne und für die Männer eine Urinflasche mit zur Standardausstattung. Beides wurde aber nie genutzt. Die wichtigsten Geräte an Bord waren immer schon das EKG und der Defibrillator – sie konnten lebensrettend sein. Im Inneren waren die Wände weiß und glatt, damit alles schnell zu desinfizieren war. Die meisten Gerätschaften waren in Schränken und Schubladen verstaut. Das konnte unterwegs ganz schön klappern. Im Medikamentenschrank wurden alle wichtigen Notfallmedikamente aufbewahrt. Alles hatte seinen festen Platz. Dank einer Checkliste wusste jeder Mitarbeiter jederzeit, was wo zu finden war.

Die Trage war in der Mitte angebracht, damit man diese von den Seiten bedienen konnte. Früher gab es lange noch nicht so viel Komfort wie heute. Eine Trage musste man anheben und, wie der Name schon sagt, tragen. Das war Knochenarbeit, jetzt ist alles viel leichter. Ich weiß noch, wie ich eines Tages zu einem meiner Kollegen sagte: »Mensch, das müsste doch einfach sein, eine Rampe zu bauen und ein Gestell mit Rädern unter der Trage zu befestigen.« Und irgendwann war die Rampe und die Rolltrage dann da. Von da an brauchte man die Trage nur noch rauszufahren und zu schieben. Was für eine Entlastung!

Als ich auf dem Rettungswagen anfing, gab es keine Airbags, und ohne Servolenkung musste ich kräftig zupacken, um den Wagen zu manövrieren. Auch Handy und Navi waren Zukunftsmusik. Wir bekamen lediglich über Funk eine Anfahrtsbeschreibung. Das kann man sich gar nicht mehr vorstellen.

Was derzeit in Fahrzeugen aller Art zum Standard gehört, nämlich eine Klimaanlage, war damals undenkbar. Im Sommer heizte sich das Auto so auf, dass wir unter den Jacken und den festen Schuhen ganz schön ins Schwitzen kamen. Als während einer Hitzeperiode das Thermometer mehrere Tage auf über dreißig Grad kletterte und die Sonne unbarmherzig auf unseren RTW brannte, hielt ich es nicht mehr aus. Ich ging zum Leiter Rettungsdienst, um freundlich, aber bestimmt auf den Missstand hinzuweisen. »Können wir für die Einsatzfahrzeuge eine Klimaanlage bekommen?«, fragte ich.

Bedauernd schüttelte er den Kopf. »Dafür ist kein Geld vorhanden«, meinte er. »Das ist Luxus.«

»Dann wenigstens hinten im Patientenraum, damit es für die Patienten angenehmer ist«, hakte ich nach.

Wieder schüttelte er den Kopf. »Auch das wird nicht genehmigt.«

Die modernen Rettungswagen verfügen heutzutage nicht nur über Klimaanlagen, sie sind wie eine Notaufnahme auf Rädern. Sie führen Multifunktionsgeräte mit, die nicht nur Elektrokardiogramme anfertigen und ausdrucken, sondern auch den Blutdruck und die Sauerstoffsättigung messen. Darüber hinaus ist in so einem Gerät für den Fall einer Reanimation ein Defibrillator integriert. Die EKG-Daten werden vom Rettungswagen direkt ins Krankenhaus gesendet und dort ausgedruckt. Neueste Technik wie hydraulische Tragen oder der Tragestuhl mit Raupenfunktion für Treppentransporte vermindern die Belastung im Rettungsdienst ungemein. Auch mit an Bord: Vakuummatratze, Schaufeltrage zum sicheren Aufnehmen bei Verletzungen des Rückens, Evakuierungsstuhl und Rückfahrkamera. Die Patientendaten werden digital erfasst, selbst von der Unfallstelle können Fotos gemacht werden.

Was sich nicht verändert hat: Einst wie heute müssen die Rettungswagen nach jedem Einsatz nach einem strengen Hygieneplan gründlich gereinigt und desinfiziert werden. Das Putzen mochte ich natürlich nicht so gern, umso mehr das Fahren. Ich erinnere mich noch gut an den Tag, als ich das erste Mal am Steuer eines Rettungswagens saß.

Ich bin die Fahrerin

Fast anderthalb Jahre hatte ich als Beifahrerin meinen Kollegen zugearbeitet und viel gelernt. Zu Beginn eines Arbeitstags wussten wir nie, was auf uns zukommen würde. Das war spannend, und ich brannte darauf, endlich selbst am Steuer des Rettungswagens zu sitzen. Fahren durfte nur, wer mindestens zwei Jahre den Führerschein Klasse III bis 7,5 Tonnen und die Erlaubnis für Fahrgastbeförderung besaß. Es gab keinen »Krankenwagenführerschein«, aber es gehörte schon ein bisschen mehr dazu, als »nur Autofahren« zu können. Ein Rettungswagen ist um einiges größer als ein Auto und wiegt über 3,5 Tonnen.

Ende August 1980 stand ich plötzlich ohne vorherige Absprache als Fahrerin im Dienstplan. Angesichts der Ferienzeit waren einige ehrenamtliche Kollegen im Urlaub, und man brauchte nun dringend einen Fahrer. Ich hatte bis dahin noch keine einzige Leerfahrt, geschweige denn eine Blaulichtfahrt absolviert, was aber, man mag es kaum glauben, vor vierzig Jahren auch nicht üblich war. Man wurde sozusagen ins kalte Wasser geworfen. Es waren halt andere Zeiten damals.

Meine Nerven lagen blank, gleichzeitig erfüllte mich eine zunehmende Begeisterung. Endlich ist es so weit, ging es mir durch den Kopf. Trotzdem wollte ich bei der ersten Fahrt jemand Vertrauten bei mir haben. Also fragte ich meinen Mann, der schon lange umsichtig und erfahren den Rettungswagen lenkte: »Es wäre schön, wenn du am Samstag mit zum Dienst kommen könntest«, bat ich ihn. »Sie haben keinen Fahrer, und jetzt soll ich den RTW fahren, aber ich habe das doch noch nie gemacht.«

»Gut, ja«, meinte er, »aber am Nachmittag habe ich den Sanitätsdienst auf dem Fußballplatz übernommen.«

»Kein Problem«, sagte ich. »Alles, was ich möchte, ist, dass du bei der ersten Alarmfahrt die Fahrt zum Notfallort und ins Krankenhaus übernimmst. Ich fahre dann den Wagen zurück zur Wache. Wenn das klappt, kannst du wieder gehen.«

»Ja«, sagte er, »so können wir es machen.«

Am darauffolgenden Samstag waren wir zu dritt auf der Rettungswache. Neben meinem Mann und mir war noch Jens mit dabei, ein junger Bursche, der bereits Rettungssanitäter war. Wir waren noch beim täglichen Routinecheck, als uns bereits der erste Notfall ereilte.

»Einsatz!«, rief uns Jens zu, der den Notruf entgegennahm. »Sturz im Altenheim, Patientin 81 Jahre alt, bewusstlos.«

Wir sprangen in den Rettungswagen. Kurz darauf waren wir mit Blaulicht und Martinshorn unterwegs. Mein Mann am Steuer und ich daneben, Jens war nach hinten in den Patientenraum geklettert.

Wir Mitarbeiter im Rettungsdienst kannten die meisten der Alten- und Pflegeheime gut, da wir hier sehr viele Einsätze hatten. Oft war es nur ein Krankentransport, um Senioren in das Krankenhaus oder zur Dialyse zu bringen. Die Häuser waren uns vertraut, und wir kannten die Laufwege, den typischen Geruch und zumindest die eine oder andere Pflegerin vom Sehen.

Das Seniorenheim, das wir ansteuerten, war ein alter Kasten, lag aber idyllisch in einem Park, umgeben von hohen Bäumen. Wir hielten direkt vor dem Haupteingang.

»Wir nehmen alles mit!«, sagte ich. Im Vorfeld hatten wir abgeklärt, wer was machte, ich sollte die Führung übernehmen. »Jens, schnapp dir die Trage.«

Eine Schwester tauchte auf und öffnete uns die Tür.

»Wo müssen wir hin?«, fragte ich.

Im Neonlicht der Gänge folgten wir ihr und versuchten schon erste Informationen zu bekommen. Wir mussten genau wissen, was passiert war, um die richtigen Maßnahmen zu treffen.

»Die alte Dame ist aus dem Bett gefallen, der linke Arm ist angewinkelt, und sie kann ihn nicht mehr gerade machen«, teilte uns die Pflegerin im Laufschritt mit.

»War sie ohne Bewusstsein?«, fragte ich.

»Ich weiß es nicht, als ich sie gefunden habe, war sie aber benommen.«

Das Zimmer der Seniorin war abgedunkelt. Ich kniff die Augen zusammen und sah eine dünne Frau im Bett liegen, über ihr hing ein Haltegriff. An der Wand stand ein Tisch mit einem Topf Alpenveilchen, darüber ein Kreuz.

Die Pflegerin knipste das Deckenlicht an. »Nicht erschrecken, der Rettungsdienst ist da.« Sie ging zu der Patientin und tätschelte ihr beruhigend die Hand.

»Grüß Gott«, grüßte ich und richtete meine Aufmerksamkeit auf die alte Dame. Äußerlich fiel mir sofort eine Schwellung auf der Stirn auf.

»Haben Sie Schmerzen am Kopf oder irgendwo sonst?«, fragte ich, um einschätzen zu können, wie gravierend die Verletzung war.

»Meine Schulter tut so weh.«

»Darum kümmern wir uns gleich«, versprach ich. »Wissen Sie, wie alt Sie sind?«, fragte ich, obwohl ich das wusste. Erfahrungsgemäß halfen solche sachlichen Fragen, um herauszufinden, wie orientiert die Patientin war.

»Freilich, ich habe vor drei Tagen meinen 81. Geburtstag gefeiert.« Etwas verzagt lächelte sie mich an, und ich bemerkte ihre frische Dauerwelle.

»Dann nachträglich alles Gute«, gratulierte ich.

»Ich taste Sie mal von Kopf bis Fuß ab«, sagte ich und drückte vorsichtig über Arme, Beine und Bauch, wobei ich sie immer wieder fragte: »Tut Ihnen da was weh?«

»Nein.«

»Und hier?«

»Ja, die Schulter«, stöhnte sie.

Tatsächlich konnten wir am Schlüsselbein eine Schwellung und einen Bluterguss feststellen. Zum Glück schien sonst nichts verletzt worden zu sein, auch der Blutdruck war in Ordnung.

»Wir müssen Sie jetzt ins Krankenhaus bringen«, erklärte ich ihr. »Ich glaube, Sie haben sich das linke Schlüsselbein gebrochen, das muss geröntgt werden, um ganz sicherzugehen.« Ich fixierte den Arm der verletzten Seite mit einem Dreieckstuch und einer breiten Bandage.

Die alte Frau überlegte einen Moment, bevor sie fragte: »Komme ich wieder zurück?«

Ich spürte ihre Angst und versuchte, sie zu trösten. »Natürlich, alles wird gut.«

Die Pflegerin hatte ein paar Sachen und die Medikamente der Frau in eine große Einkaufstasche gepackt und Jens in die Hand gedrückt.

»Wir helfen Ihnen jetzt beim Aufstehen.«

Sie ächzte, als wir sie vorsichtig vom Bett auf die Trage hoben. Dann ging es zum Rettungswagen.

Wir brachten sie ins Krankenhaus und gaben sie in die Obhut einer Krankenschwester. Beim Abschied wünschten wir ihr: »Gute Besserung!« Trotz ihrer misslichen Lage wirkte sie wieder relativ gefasst und lächelte uns tapfer an.

Zurück am Rettungswagen setzte ich mich entschlossen hinter das Lenkrad und startete den Motor. »Ich bin die Fahrerin«, verkündete ich und löste die Handbremse. Mein Mann schmunzelte und setzte sich neben mich.

»Pass gut auf die Karre auf«, scherzte Jens von hinten aus dem Patientenraum.

»Ich werde das schon schaffen«, sagte ich zuversichtlich. Trotzdem schlug mein Herz schneller, als ich den ersten Gang einlegte und anfuhr. Meine Hände umklammerten das Lenkrad. Es ging erstaunlich gut, obwohl sich ein Rettungswagen anders fährt als ein Auto, das merkte ich rasch. Das Lenken war gewöhnungsbedürftig. Schon bei geringer Geschwindigkeit legte sich der Wagen deutlich mehr in die Kurve als erwartet, auch der Bremsweg war wesentlich länger als bei einem Auto. Doch der Knoten platzte schnell. Ich fuhr die Friedrichshafener Straße hinunter bis zum Kreisel und fühlte mich, als hätte ich nie etwas anderes gemacht. Nach zehn Minuten bog ich in die Einfahrt unserer Rettungswache. Nur das rückwärts Einparken in den Schuppen, der uns als Garage diente, musste ich noch ein bisschen üben. Trotzdem fiel mir ein Stein vom Herzen, die Fahrt war gar nicht so schwer gewesen.

»Danke, du warst mir eine große Hilfe«, sagte ich fröhlich zu meinem Mann. »Jetzt kann ich es, du kannst wieder nach Hause gehen.«

»Prima«, lobte er mich, »du hättest mich gar nicht gebraucht.«

Dennoch war ich sehr froh, dass er dabei gewesen war. Wir verabschiedeten uns.

Für meine erste Alarmfahrt fühlte ich mich nun einigermaßen gewappnet. Zwei Stunden später war es so weit. »Fahrradunfall«, kam als Einsatzmeldung herein. Mein Puls ging schlagartig schneller, als ich nach dem Wagenschlüssel griff. Keine Panik, sagte ich mir, jetzt nur nicht nervös werden. Also runter in die Garage und rein in den Rettungswagen. Ich atmete tief durch und schaltete das Blaulicht an, legte mir die Fahrtroute in meinem Kopf zurecht, und los gings.

»Das kann dramatisch sein, muss es aber nicht«, meinte Jens, der diesmal natürlich auf dem Beifahrersitz Platz genommen hatte.

»Ja«, nickte ich. Zum Glück blieb mir keine Zeit zum Grübeln. Hoch konzentriert überfuhr ich zwei rote Ampeln, das hieß, den Verkehr beobachten, langsam hineintasten und schauen, ob die Autos anhalten beziehungsweise Platz machen, Gas geben und weiter. Es war nicht weit, gerade einmal vier oder fünf Kilometer. Meine Sorgen erwiesen sich als unbegründet: Wir kamen ohne Probleme am Ziel an. Ich parkte den Wagen mit blinkendem Blaulicht hinter einer Bushaltestelle. An der

Wand des Wartehäuschens lehnte ein Fahrrad. Eine Frau mittleren Alters saß auf der Bank und hielt sich den Unterarm. Daneben stand ein älteres Ehepaar, es hatte sich um die Verletzte gekümmert und den Notruf gewählt.

»Grüß Gott, Mayer vom Rettungsdienst. Was ist denn passiert?«

»Ich bin einem kleinen Hund ausgewichen, dabei habe ich den Lenker verrissen und bin vom Rad gestürzt«, antwortete die Patientin mit schmerzverzerrtem Gesicht. »Ich habe noch versucht, mich mit beiden Armen abzufangen.«

Sie hatte sich wohl beim Sturz den Arm gebrochen, zumindest sprachen die Schmerzen dafür.

»Tut sonst noch etwas weh?

»Ich glaube nicht.«

»Können Sie aufstehen?«

Sie nickte.

»Das wird schon wieder«, beruhigte ich sie.

Wir baten die Patientin, mit in unseren Rettungswagen zu kommen, und stabilisierten den Unterarmbruch mit einer Schiene. Jens setzte sich nach hinten neben die Frau, und ich startete den Motor, warf einen Blick in den Rückspiegel und fädelte mich in den fließenden Verkehr ein.

An diesem Tag endete der Dienst pünktlich für uns. Auf dem Weg nach Hause hatte ich allen Grund zum Lächeln. Obwohl ich mich total erschlagen fühlte, durfte ich mit meiner ersten Schicht als Fahrerin zufrieden sein. Sicherlich war das eine oder andere noch verbesserungswürdig, aber für den Anfang war es durchaus in Ordnung.

Von da an wurde ich nur noch als Fahrerin eingesetzt. Fahren lernen konnte ich nur in der Praxis, je mehr ich fuhr, desto sicherer wurde ich. Mit der Zeit bekam ich so viel Routine, dass ich zu jeder Alarmfahrt souverän ausrückte.

Wie sehr man mit den Rettungsfahrzeugen vertraut war, erlebte ich viele Jahre später, als wir einen neuen Krankentransportwagen bekamen. Der hatte eine komplizierte Gangschaltung, eine sogenannte Halbautomatik, wie beim Smart. Wir hatten einen Smart als Zweitwagen, und mit dessen Schaltung kam ich auch nicht zurecht. Bald hatte ich die Nase voll, ich ging zum Wachleiter und fragte: »Kann ich nicht das alte Auto weiterfahren?«

»Nee«, antwortete Paul, »du must dich umgewöhnen.«

Der alte Krankentransportwagen hatte leider schon zu viele Jahre auf dem Buckel und musste ausgemustert werden. Meine Zuversicht hielt sich in Grenzen, aber ich lernte, mit der Schaltung umzugehen. Von da an klappte es auch mit dem Smart.

Auf Alarmfahrt

Das Fahren mit Sondersignal war zwar aufregend, aber auch anstrengend. Ich fuhr schnell, musste aber gleichzeitig überlegen, wohin ich im Zweifelsfall ausweichen konnte – in Gedanken hatte ich den Fuß immer auf der Bremse, um rechtzeitig reagieren zu können.

Mit blauem Blinklicht und dröhnendem Martinshorn über rote Ampeln und verkehrt herum durch die Einbahnstraße: So stellen sich die Leute den Alltag hinter dem Lenkrad des Rettungswagens vor. Möglichst schnell zum Unfallort und von dort ins Krankenhaus zu kommen, ohne dabei andere Verkehrsteilnehmer zu gefährden, war tatsächlich Action pur und eine riesige Verantwortung. Es waren ja nicht nur Autos, Busse oder Motorräder unterwegs, auch Fußgänger und Radfahrer konnten uns wertvolle Sekunden kosten. Wahrscheinlich dachten die, sie wären nicht im Weg, aber in einer engen Straße oder bei Gegenverkehr war ich gezwungen, genauso für sie zu bremsen wie für ein Auto. Ich gewöhnte mir schnell ab, mich aufzuregen, das brachte gar nichts, die Leute waren einfach überfordert.

Im Film sieht man häufig Szenen mit Einsatzfahrzeugen, die auf dem Weg zum Notfall mit Vollgas über die Straßen jagen. In Wirklichkeit raste ich nicht mit Tempo 120 durch dichten Verkehr. Bei Rot über die Kreuzungen zu fahren, verlangte höchste Aufmerksamkeit. Jeden Augenblick musste ich darauf gefasst sein, dass das Rettungsfahrzeug übersehen wurde oder dass sich nicht alle vorschriftsmäßig verhielten. Eigentlich musste ich immer mit der kopflosen Panik anderer Leute rechnen. Ab und an hatte ich auch Sorge, dass mich die anderen Fahrer nicht hörten, weil ihre Musik zu laut war.

Dabei waren wir natürlich nicht von den Verkehrsregeln befreit. Wenn wir einen Unfall verursachten, waren wir genauso schuld wie andere Autofahrer auch. Deshalb musste ich immer abwägen, ob das Überfahren einer roten Ampel sich lohnte, oder ob das Risiko für uns und andere Verkehrsteilnehmer zu groß war.

Die Anfahrt zum Notfall sollte schnellstmöglich erfolgen. Doch gerade die Fahrten bei Schnee und Eisglätte gestalteten sich manchmal schwierig. Im Zweifel machte ich langsamer.

Brachten wir jemanden ins Krankenhaus, saß immer ein Kollege hinten beim Patienten. Dieser lag festgezurrt auf der Trage. Während der Fahrt herrschte Anschnallpflicht für alle. Auch Notarzt und Sanitäter waren verpflichtet, sich anzuschnallen. Eine Behandlung des Patienten war also nur möglich, wenn der RTW stand. Unterwegs ging es hauptsächlich um die Überwachung des Patienten. Wurde es kritisch, blieb mir nichts anderes übrig, als anzuhalten.

Nicht jeder kann im Rettungswagen mitfahren, ein Anspruch besteht nicht. Wenn es möglich war, haben wir einen Angehörigen mitgenommen. Bei verletzten Kindern immer einen Elternteil. Die- oder derjenige saß dann vorn bei mir oder im Notarztfahrzeug. Allerdings konnten wir sie anschließend nicht nach Hause bringen, obwohl das einige Angehörige hofften. Auch den halben Hausstand konnten wir nicht mitnehmen, eine Tasche für das Nötigste war in Ordnung.

Selbstverständlich war alles streng geregelt. Wer meint, dass wir uns mit Blaulicht eine Brotzeit holen konnten, irrt gewaltig. Das wäre ein schwerer Verstoß gewesen, ein absolutes No-Go, und so etwas hätte ich nie gemacht. Für das Sondersignal war immer eine Genehmigung der Rettungsleitstelle nötig. Gleich zu Beginn des Notrufs teilte der Disponent der Leitstelle mit: »Einsatz mit Sondersignal«, oder er sagte: »Sondersignal nach Bedarf«, dann kam es auf den Straßenverkehr an, ob wir mit oder ohne fuhren. Wenn wir unterwegs zum Krankenhaus waren und mir der Sanitäter von hinten zurief: »Der Zustand des Patienten verschlechtert sich!«, meldete ich per Funk an die Leitstelle: »7244, fahre ab sofort mit Sonder weiter.« Um Zeit zu sparen, benutzten wir in unserem Sprachgebrauch einheitliche Abkürzungen. Am Unfallort entschied der Zustand des Patienten, ob die Fahrt in die Notaufnahme mit oder ohne Blaulicht und Martinshorn weiterging.

Wenn Menschenleben in Gefahr und die Straßen frei waren, gab ich Gas. Nur die vielen Blitzer machten mir zu schaffen.

Natürlich kannte ich die festen Anlagen, gerade Richtung Friedrichshafen standen einige, aber ich konnte doch auf dem Weg zum Notfall nicht herunterbremsen. Obwohl Fahrer von Einsatzfahrzeugen vom Bußgeld befreit waren, wenn höchste Eile geboten war, wurde bei jedem Fall geprüft, ob ich die Sonderrechte in Anspruch hatte nehmen dürfen. Wurde ich geblitzt, musste ich hinterher die Rettungsleitstelle anrufen, die Kollegen dort leiteten dann alles in die Wege und schickten die Dokumentation des Einsatzes an die Zentrale Bußgeldstelle. Wenn ich das vergaß, was zwar selten geschah, handelte ich mir Ärger ein.

Auf jeden Fall brauchte ich neben dem fahrerischen Können gute Ortskenntnisse. Das war weiter kein Problem, durch meinen Taxischein kannte ich die Region wie meine Westentasche. Außer den Straßennamen waren mir auch Abkürzungen, Feldwege oder Firmen geläufig, und ich wusste, in welchen Ecken ich mit dem großen Rettungswagen ohne Probleme durchkam. Nur ablenken durfte man mich nicht. Ich wusste den Weg meistens intuitiv, mit langen Erklärungen wäre ich nur langsamer geworden. Es kam schon mal vor, dass Kollegen, die mich nicht so gut kannten, etwa Zivildienstleistende, fragten: »Wo fahren wir hin, finden wir das?«

Ich antwortete meistens: »Frag nicht, ich brauch den Kopf zum Fahren, aber ich weiß genau, wo das ist.« Und so war es auch.

In meinem RTW saßen meist zwei Sanitäter, die verletzte Person und manchmal noch ein Angehöriger. Für deren Sicherheit war ich verantwortlich. Das gelang mir offenbar gut, denn in meinen vielen Dienstjahren, in denen ich das Einsatzfahrzeug lenkte, habe ich nie einen Verkehrsunfall verursacht.

Immer auf dem Sprung

On tour

In meiner ehrenamtlichen Zeit war ich über weite Strecken mit dem Krankentransportwagen (KTW) unterwegs. Bei diesen Fernfahrten beförderten wir Patienten, um sie von Krankenhaus zu Krankenhaus zu verlegen, oder wir überführten kranke Urlauber sicher und schnell in ihre Heimatstädte. Ich kann mich nicht mehr an die Anzahl dieser Einsätze erinnern, aber da kamen im Laufe der Jahre einige Kilometer zusammen. Auf solchen Fahrten erlebt man nahezu alles, und es sind vor allem die außergewöhnlichen Ereignisse, die man nicht mehr vergisst. Manchmal wusste man nicht, ob man lachen oder weinen sollte.

Eine Fahrt mit Hindernissen hatten wir zu bewältigen, als wir einen Patienten von einer Rehaklinik mit dem KTW nach Wesselburen bringen sollten, eine Stadt in Schleswig-Holstein, etwa hundert Kilometer nördlich von Hamburg gelegen. Wir brachen am frühen Morgen auf. Bei dieser etwa tausend Kilometer weiten Strecke wechselten Heinz und ich uns mit dem Fahren ab. Wir waren schon seit über fünf Stunden unterwegs und hatten den Platz bereits getauscht. Heinz saß am Steuer, während ich hinten den Patienten betreute. Plötzlich, auf der A7 kurz hinter Hannover, rief Heinz: »Herrgott, das Auto reagiert ganz anders. Ich glaube, ich muss rechts ranfahren, Waldi. Da ist etwas mit den Reifen.«

Mir schwante nichts Gutes. Allerdings hatten wir keinen Knall oder andere Geräusche gehört, was aber auch kein Wunder war, diese Autos waren nicht leise. Heinz hielt mit eingeschalteter Warnblinklichtanlage und Blaulicht auf dem

Seitenstreifen. Dann stieg er aus, um den Schaden zu begutachten. »Hinten rechts ist der Reifen geplatzt«, verkündete er angespannt, nachdem er die Heckklappe geöffnet hatte. »Es bleibt uns nichts anderes übrig, wir müssen das Rad wechseln.«

Dazu mussten wir allerdings erst einmal die Trage mitsamt dem Patienten aus dem Wagen befördern. Auf der viel befahrenen Autobahn kein ungefährliches Unternehmen.

»Wir bringen Sie kurz an die Luft«, erklärte ich dem Mann.

Er sah mich nur an und sagte nichts. Allerdings machte er große Augen, als wir ihn mit der Trage aus dem Fahrzeug brachten und so nahe wie möglich an die Leitplanke schoben. Wir befanden uns in einem gefährlichen Umfeld, Autos und Lastwagen rauschten an uns vorbei, und ich hoffte sehr, dass uns die Panne nicht lange aufhalten würde. In diesem Moment stoppte ein Autofahrer zehn Meter hinter uns und stieg aus. »Guten Tag«, grüßte er, »kann ich behilflich sein?«

»Gern«, antwortete Heinz. »Wir haben eine Reifenpanne.«

Der Mann holte sein Bordwerkzeug einschließlich Radkreuzschlüssel und Wagenheber aus seinem Kofferraum. Heinz wollte ihm helfen, aber er winkte nur ab. »Lassen Sie mich mal machen.«

In kürzester Zeit befreite er das Ersatzrad aus seiner Halterung, bockte das Auto mit dem Wagenheber auf, löste die Schrauben des defekten Rades und montierte das Ersatzrad. »Fertig«, meinte er und zog die Muttern fest.

Heinz musste nur noch das platte Rad verstauen. Wir strahlten beide. »Vielen Dank«, sagten wir anerkennend und verabschiedeten uns mit einem herzlichen Händedruck.

Er lächelte. »Keine Ursache.«

Wir waren schwer beeindruckt von diesem hilfsbereiten Menschen.

Nun konnte es weitergehen Richtung Norden. Der Patient, der auf der ganzen Fahrt noch kein Wort gesprochen hatte, schlief, und ich döste vor mich hin. Ich war ganz in Gedanken versunken, als auf der Hamburger Stadtautobahn völlig unerwartet die Heckklappe aufging. Der Schreck war groß. Auch das noch!

»Oh nein«, schrie ich. »Heinz, die Klappe ist auf!«

»Mist, ich kann hier nirgends anhalten.«

Die Strecke war stark befahren, hatte nur zwei Fahrbahnen und keinen Standstreifen. Heinz drosselte das Tempo, und ich packte mit beiden Händen die Trage, in der Angst, der Patient könnte mir auf die Straße rutschen. Der alte Herr verspürte den Luftzug der offenen Tür und wachte auf. Mit wässerigen Augen sah er mich entsetzt an.

»Es ist alles nicht so schlimm«, beruhigte ich den Patienten. »Ich halte Sie!«

Nach einer Viertelstunde konnten wir aufatmen. »Da ist eine Ausfahrt«, rief Heinz erleichtert und blinkte. »Ich suche eine Stelle zum Anhalten.«

Er bremste ab und nahm mit verringerter Geschwindigkeit die unübersichtlichen Kurven. Meine Knöchel waren schon weiß vom Umklammern der Trage, und ich schwitzte Blut und Wasser. Auf einem Autohof stieg Heinz aus dem Wagen und knallte die Heckklappe zu. Zum Glück blieb sie auf dem Rest des Weges geschlossen.

Endlich waren wir am Ziel unserer Reise angekommen. Wesselburen lag vor uns, auf dem flachen Land schon von Weitem zu sehen. Der Ort lag eingebettet in Wiesen und Felder, umgeben von Streuobstbäumen. Die Hauptstraße führte uns direkt zum Marktplatz ins Zentrum. Vor der stimmungsvollen Kulisse einer Kirche standen unzählige Menschen. Sie winkten und jubelten uns zu, als sie auf uns aufmerksam wurden.

»Was ist denn hier los?«, fragte ich verblüfft und winkte aus dem offenen Seitenfenster zurück.

»Da wird gerade ein Film gedreht«, sagte Heinz. »Schau mal, Waldi, da sind die Kameras.«

Ich lachte, und als wir langsam an der Szenerie vorbeifuhren, fiel niemandem auf, dass unser Einsatz nicht geplant war – die Zuschauer dachten, wir gehörten als Darsteller dazu. Das fanden wir amüsant.

Wir bogen in die nächste Straße ein und parkten vor einer Apotheke. Das Apothekerehepaar erwartete uns bereits und begrüßte uns mit Handschlag. Sie freuten sich, ihren Vater unbeschadet in Empfang nehmen zu können.

Dann gönnten wir uns erst mal eine Mahlzeit. Wir aßen in dem Hotel, in dem wir eigentlich Zimmer für die Übernachtung reserviert hatten. Weil es erst früher Nachmittag war und es lange hell bleiben würde, entschieden wir, die Heimfahrt gleich anzutreten. Die Wirtsleute hatten nichts dagegen. So beendeten wir unser verspätetes Mittagessen, verließen das Lokal und stiegen wieder in den Wagen. Wir fuhren auf dem gleichen Weg zurück. Auf der A7, in Höhe Kirchheim, waren wir hundemüde und übernachteten in einem Motel.

»Das war eine Fahrt mit Überraschungen«, sagte ich gut gelaunt, als wir am nächsten Tag weiterfuhren.

»Kann man wohl sagen«, lachte Heinz.

Da kam mir eine andere Reise in den Sinn, eine, zu der ich absolut unerwartet gekommen war.

Wenn Rotkreuzler reisen

Es wurde großer Wert darauf gelegt, dass alle Mitglieder, Frauen wie Männer, an den BRK-Kolonnenabenden teilnahmen. Jeden Montag trafen wir uns, um unser Können und Wissen zu verbessern beziehungsweise auszubauen und gemeinsame Zeit zu verbringen. Einen dieser Abende werde ich nie vergessen.

Zu diesem Zeitpunkt war ich schon seit gut einem Jahr im RTW unterwegs und gut im Team der Männer integriert. Mein Mann und ich trafen pünktlich um neunzehn Uhr im großen Unterrichtssaal des Rotkreuzhauses ein. Ich kann mich nicht mehr erinnern, wie viele Mitglieder anwesend waren, aber der Raum war voll besetzt. Nachdem man sich begrüßt hatte, setzten wir uns und warteten darauf, dass die Veranstaltung begann. Paul, der Wachleiter, eröffnete die Versammlung. An diesem Tag hatten wir Besuch von einem Mediziner. Nachdem Paul den Arzt vorgestellt hatte, begann dieser mit einem Lehrvortrag. Das genaue Thema habe ich leider vergessen, aber ich erinnere mich, dass im Anschluss einige Fragen und eine kurze Diskussion folgten.

Der Abend näherte sich bereits dem Ende, als der Wachleiter aufstand. »Ein Programmpunkt ist noch offen«, verkündete er und schaute feierlich in die Runde. »Manche von euch stecken überdurchschnittlich viel Zeit in diese ehrenamtliche Tätigkeit, ohne dafür entlohnt zu werden.«

Nun hatte er alle Blicke und sämtliche Aufmerksamkeit auf sich gezogen.

»Ich habe eine gute und eine schlechte Nachricht«, fügte er fröhlich hinzu. »Um zu zeigen, wie wichtig das Ehrenamt für die Gesellschaft ist, und den freiwilligen Helfern zu danken, möchte Dr. Franz Heubl, unser bayerischer Minister für Bundesangelegenheiten, einen großen Empfang in der Bayerischen Landesvertretung in Bonn geben. Zu diesem dreitägigen Ereignis werden stellvertretend je zwei Vertreter der örtlichen Hilfsorganisationen eingeladen. Um der Gerechtigkeit willen möchte man vom Roten Kreuz eine Frau und einen Mann teilnehmen lassen.« Er machte eine bedeutungsvolle Pause. »Das Los soll entscheiden.«

Ein Raunen ging durch die Reihen. »Du meine Güte, das ist ja toll«, sagte jemand neben mir.

Von weiter hinten hörte man eine Stimme: »Ich war noch nie in Bonn.«

Die Stimmung wurde schlagartig ausgelassen und heiter. Jeder hoffte auf sein Glück bei der Auslosung. Auch ich ließ mich von der Woge der Begeisterung anstecken.

»Ich bitte um Ruhe, damit wir fortfahren können«, sagte Paul. »Ich schlage vor, dass sich Frauen und Männer zusammensetzen.«

Großes Stühlerücken setzte ein, bis sich Frauen und Männer an dem langen Tisch gegenübersaßen. In der Zwischenzeit wurden Zettel gekennzeichnet, gefaltet und in zwei Körbe verteilt. Ungeduldig warteten wir, bis es endlich losging.

In meiner Reihe wurde angefangen zu ziehen. Meine Sitznachbarin griff in das Körbchen und faltete das Stück Papier sorgfältig auseinander. »Leider eine Niete.« Enttäuscht riss sie das Los entzwei. Ich war als Zweite dran. Ohne hinzusehen, fasste ich einen der Zettel. »Volltreffer!« Die Glücksfee meinte es gut mit mir, ich hatte einen der beiden begehrten Plätze gezogen.

Zu meiner Verblüffung stieß mein Losglück bei den Frauen auf wenig Zustimmung. Sie hatten mir meinen Wechsel in den Rettungsdienst wohl noch immer nicht verziehen. Unter ihnen erhob sich ein Raunen. Meine Sitznachbarin rechts rief laut: »Beschiss!«

»Schiebung, das geht gar nicht!«, hörte ich deutlich eine weibliche Stimme nörgeln.

»Die sind nur neidisch«, zwinkerte mir Heinz von gegenüber zu.

»Aber meine Damen«, beschwichtigte Paul. »Bitte beruhigt euch!«

Die Vorsitzende der Frauenbereitschaft beachtete ihn nicht, stand auf und strich ihren Rock glatt. Dann stolzierte sie erhobenen Hauptes aus dem Saal. Sämtliche Frauen folgten ihr, wobei sie mir finstere Blicke zuwarfen. Aber das war mir im Grunde gleichgültig, ich ließ mich nicht aus der Fassung bringen. Ich hatte gewonnen, fertig aus. Damit mussten sie sich abfinden. Nach diesem Vorfall ging die Ziehung bei den Männern beinahe unter. Als die Versammlung sich auflöste, trat Rainer auf mich zu. »Freu dich auf die Reise«, sagte er, »trotz des bisschen Ärgers.«

»Ja«, antwortete ich. »Was für ein Aufstand, ich hatte doch einfach nur Glück.«

Eine Woche später packte ich meinen Koffer. Mit Vertretern von Polizei, Wasserwacht, THW, Feuerwehr und einem Kollegen vom Rettungsdienst genoss ich drei wunderbare Tage in Bonn. Wir reisten ganz entspannt mit der Bahn in der ersten Klasse an. Der wohl emotionalste Moment war die offizielle Danksagung am ersten Abend. Da war ich schon ein bisschen aufgeregt. Dr. Heubl begrüßte rund hundert Gäste aus dem gesamten Landkreis und würdigte unser soziales Engagement. Nach einer musikalischen Einlage gingen wir Anwesenden zum gemütlichen Teil des Abends über. An festlich gedeckten Tafeln genossen wir ein buntes Büfett mit vielerlei Köstlichkeiten.

An den Tagen darauf gab es für uns Besucher ein vielfältiges Programm. Unter anderem eine Schifffahrt auf dem Rhein, eine Stadtführung und die Besichtigung des Konrad-Adenauer-Hauses. Wenn ich an diese Wochenendreise zurückdenke, bin ich noch ganz überwältigt. Wir wussten ja nicht, was uns alles erwarten würde. Ich war beeindruckt vom Ablauf der Darbietungen, Spaß gemacht hat es auf jeden Fall. Es gab viele magische Momente, und es war ein Ansporn weiterzumachen.

Der Tumult am Lehrabend war schnell vergessen. Im Nachhinein sage ich mir: Das hatte noch nie eine Frau vorher gewagt, aus den eigenen Reihen zu tanzen. Die wussten gar nicht damit umzugehen. Ich war auch nicht nachtragend, und so verbrachte ich weiter jede freie Minute ehrenamtlich im Roten Kreuz.

Heutzutage klingt das Wort »Ehrenamt« vielleicht für viele verstaubt, und etwas ohne Geld nur aus Freude zu tun, scheint aus der Mode gekommen zu sein, doch Hilfe wird immer irgendwo gebraucht. Wie wichtig freiwillige Helfer für die Gesellschaft sind, müsste jeder schon mitbekommen haben – spätestens wenn ein Fahrzeug einer der Hilfsorganisationen mit Blaulicht an ihm vorbeifährt.

Mit meinem ehrenamtlichen Engagement war ich damals nicht allein. Wir waren im Roten Kreuz eine große Gemeinschaft von Frauen und Männern, für die es ganz selbstverständlich war, dass man sich unentgeltlich und in seiner Freizeit für eine gute Sache engagierte. Wir bekamen Anerkennung, hatten Spaß und erweiterten unsere Kenntnisse und Erfahrungen.

Der Bedarf an Helfern ist nach wie vor groß. Mittlerweile wird es immer schwieriger, Menschen für das Rote Kreuz zu gewinnen, und nicht nur hier hat man es heutzutage oft mit Nachwuchsproblemen zu tun. Freiwilligkeit und Job passen gegenwärtig nicht mehr so recht zusammen. Erhöhte Ansprüche im Berufsleben und damit wenig Flexibilität bewirken, dass die Leute ihre freie Zeit anders nutzen als früher.

Zugegeben, ein Ehrenamt ist nicht immer einfach und nimmt viel Zeit in Anspruch, aber es macht zufrieden. Mit unterschiedlichen Menschen zusammenzukommen, gebraucht zu werden und helfen zu können, bereitete mir viel Freude. Mir persönlich hat mein Engagement viel gegeben, nicht zuletzt ist tatsächlich ein Beruf daraus geworden.

Eine Frau steht ihren Mann

Dass der Platz hinter dem Steuer des Rettungswagens, der normalerweise den Männern vorbehalten war, ausnahmsweise von einer Frau besetzt war, erregte durchaus Aufmerksamkeit. In den 1980er-Jahren waren Frauen im Rettungsdienst sehr selten, und es war verboten, ein Einsatzfahrzeug mit zwei Frauen zu besetzen, es musste immer ein Mann mit dabei sein. Eines Tages war dies bei der Dienstplanung nicht möglich. Paul rief mich an und bat mich, eine dringende Fernfahrt mit dem Krankentransportwagen zu übernehmen, und da kein Kollege zur Verfügung stand, sollte ich eine Praktikantin mitnehmen.

»Mit dir stellt das kein Problem dar«, sagte Paul, »ich weiß, dass ich mich hundertprozentig auf dich verlassen kann.«

Samstagmorgens machte ich mich mit der jungen Begleiterin auf den Weg nach München. Dem Patienten ging es gut, und er war entzückt, von uns befördert zu werden. »Zwei Damen bringen mich nach Hause«, freute er sich.

Die Fahrt war sehr entspannt, der Mann war nett und stellte keine Ansprüche. Drei Stunden später durchquerten wir das Stadtzentrum und kamen in einer Münchner Siedlung vor einem schmucken Doppelhaus aus den 1970er-Jahren zum Stehen.

Wir waren schon auf der Rückfahrt und schlängelten uns gerade durch den dichten Münchner Verkehr, als uns ein RTW entgegenkam und die zwei Insassen heftig winkten. »Hallo, Mädels«, funkten sie uns an. Wir lachten und winkten zurück.

Nicht nur bei Kollegen aus anderen Rettungswachen erregte ich als Frau am Steuer Aufmerksamkeit. Manche Männer trauten mir nicht zu, dass ich den Rettungswagen fahre, und mancher Zivildienstleistende stand mit dem Fuß auf dem Bremspedal. »Sie fahren das große Auto?«, wurde ich öfters gefragt.

»Natürlich«, antwortete ich dann, »das ist mein Job.«

Zu Beginn meiner Tätigkeit war ich zurückhaltender, später habe ich mich immer mehr behauptet. Man wuchs mit den Aufgaben. Allerdings wurde mein Durchsetzungsvermögen in meinen ersten Jahren stark beansprucht.

Einmal hatten wir die Anweisung, bei einem niedergelassenen Orthopäden einen frisch eingegipsten Mann abzuholen und nach Hause zu fahren. Die Praxis des Arztes befand sich auf der Lindauer Insel, am Ende einer Sackgasse. Das eigentliche Problem begann bei unserer Ankunft. Der Arzt hatte der Leitstelle angegeben, wir sollten so nahe wie möglich an die Praxistür fahren. Doch das war unmöglich, die

Gasse war sehr schmal, und an der Seite stand noch ein Poller, der für mich ein Hindernis war. Vorwärts hätte ich es vielleicht noch geschafft – »vielleicht« mit großem Fragezeichen –, aber rückwärts wäre es unmöglich gewesen, denn man konnte nur rückwärts wieder rausfahren.

»Wir bleiben hier stehen«, sagte ich zu meinem Kollegen und parkte den Wagen direkt vor der Einmündung in die Gasse.

Plötzlich kam der Orthopäde auf uns zugestürzt und brüllte mich an: »Ich habe doch gesagt, Sie sollen vor die Tür fahren!«

»Das mache ich nicht«, sagte ich. »Die Gasse ist zu eng.«

»Geben Sie mir die Schlüssel«, forderte er mich auf. »Ich fahre!«

Mir verschlug es die Sprache. Doch das durfte ich nicht zulassen, es war abzusehen, dass der Wagen anschließend beschädigt sein würde. »Auf keinen Fall, keinen Meter fahren Sie mit meinem Auto«, sagte ich. »Ich bin für das Fahrzeug verantwortlich.« Das sah er nicht ein und schimpfte weiter. Doch ich setzte mich durch. »Schluss«, sagte ich, »wo ist der Patient?«

Sichtlich aufgebracht führte uns der Arzt in sein Behandlungszimmer, wo uns der Patient erwartete. Der arme Mann war am ganzen rechten Fuß, Unter- und Oberschenkel bis zur Hüfte hinauf eingegipst.

Die Lagerung auf der Trage und der Transport zum Fahrzeug erwiesen sich als schwierig, denn es gab zu der Zeit noch keine Rolltragen. Wir wuchteten die Trage hoch und gingen mit dem Verletzten zurück in Richtung Krankentransportwagen. Der Patient stöhnte vor Schmerz, kaum dass wir losgegangen waren. Ich dagegen verbiss mir das Stöhnen, obwohl ich schon auf halber Strecke das Gefühl hatte, mir würden die Arme abfallen.

»Können Sie überhaupt so schwer tragen?«

Diese Frage tauchte immer wieder auf. Übrigens hat mir niemals eine Frau diese Frage gestellt, es waren ausnahmslos Männer gewesen. Dass ich nicht stark genug sei, um Patienten zu tragen, bekam ich sehr oft zu hören. In einem Fall wollte mir sogar ein Mann beim Hinuntertragen seiner Ehefrau, die gut festgeschnallt auf der Trage lag, helfen.

»Sie haben doch gar keine Kraft«, bemerkte er.

»Nein«, habe ich gesagt, »das geht nicht!« Da war ich rigoros, nicht nur aus Versicherungsgründen, ich packte immer selbst mit an. Die richtige Technik brachte viel Erleichterung: Zum Anheben der Trage ging ich in die Schrittstellung, dann hob ich mit gebeugten Kniegelenken und geradem Rücken die Last aus den Beinen heraus hoch. Wenn man dabei noch die Bauchmuskulatur anspannte, klappte es ganz gut. Dennoch, bei großem Gewicht, wie bei dem Mann mit dem umfangreichen Gips, und wenn es dann auch noch über Kopfsteinpflaster ging, war es schwerer, als es aussah.

Zu meiner Anfangszeit schauten manche Leute schon verwundert, wenn eine Frau kam. Es gab auch skeptische Patienten, die mir nicht zutrauten, sie zu betreuen. Merkte ich, dass ein Mann besseren Zugang bekam, zog ich mich zurück und ließ einen Kollegen vor. Umgekehrt war es genauso.

Rückblickend kann ich sagen, dass ich alle Reaktionen von Patienten auf eine Frau im Rettungsdienst miterlebt habe. Von Erstaunen und Misstrauen bis hin zur Bewunderung war alles dabei. Auf jeden Fall überwog die positive Wirkung. Von Frauen hörte ich oft, wie toll sie es fänden, dass ich so einen harten Job ausübe. Wurde man zu einem Unfall oder einem anderen schweren Einsatz gerufen, um die Verletzten zu retten, verwischten sich die Unterschiede zwischen den Geschlechtern ohnehin – da stand die konzentrierte Arbeit im Vordergrund. Dann war es egal, ob man eine Frau oder ein Mann war.

Dass ich als etwas Besonderes angesehen wurde, wurde mir so richtig bewusst, als die *Lindauer Zeitung* zwei große Artikel über mich brachte, das war 1986. Inzwischen fuhren in Bayern Frauen in einigen Rettungswagen mit, jedoch nur als Dritte im Bund. Ein Schreiben des BRK-Präsidiums machte damals die etwas gelockerten Ansichten deutlich. Es wurde angeregt, den Rettungsdienst für Frauen zukünftig zugänglicher zu machen.

Ich muss heute noch lächeln, wenn ich an den Artikel denke. »Trotz anfänglicher Bedenken der ›Herren Kollegen‹ – Hinter dem Sanka-Steuer steht eine Frau ihren Mann«, lautete die etwas altmodische Überschrift.

Am Anfang haben meine Kollegen schon überrascht geschaut, als ich plötzlich zum Team gehörte. Aber sie gewöhnten sich schnell an mich und ich mich an sie. Bald fanden sie es völlig normal, dass ich den Rettungswagen fuhr. Wir hatten ein tolles Verhältnis, und viele freuten sich aufrichtig, dass ich dazugehörte.

Vom ersten Tag an wurde ich von den meisten meiner neuen Kollegen nur noch »Waldi« genannt. Helfen wollen und Gutes tun, diese Lebenseinstellung verband uns, deshalb kamen wir wahrscheinlich auch so gut miteinander aus. Diese Kameradschaft und das Vertrauen waren wichtig, gerade im Einsatz musste man sich aufeinander verlassen können. Hinterher half das Reden, um die Einsätze besser zu bewältigen. Geteiltes Leid war halbes Leid.

Dieses Gemeinschaftsgefühl bezog sich auch auf die Kameraden von Feuerwehr, Polizei oder Wasserwacht, mit denen wir einen netten Umgang hatten. Bei einem gemeinsamen Einsatz sagte einmal ein Polizist zu mir: »Wenn sie dich beim BRK ärgern, dann kommst du zu uns, wir nehmen dich mit Handkuss.« Das war toll, aber ich hätte natürlich nie getauscht.

Eigentlich war es wie in einer Familie, die meisten verstanden sich gut untereinander, und da man sich auch zu Betriebsausflügen und Festen traf, entwickelten sich einige Freundschaften.

Leider gab es einen hauptamtlichen Kollegen, der sich nicht gut mit mir vertrug. In seiner Gegenwart fühlte ich mich unwohl. Im Prinzip hatten wir nicht viel miteinander zu tun, denn er arbeitete unter der Woche, und ich war nur an den Wochenenden eingeteilt. Doch wenn wir uns über den Weg liefen, würdigte er mich kaum eines Blickes. Er war Mitte vierzig und ein sonderbarer Kauz. Es passte ihm überhaupt nicht, dass eine Frau im Rettungsdienst mitmachen wollte. Als ich schon eine Weile dabei war und beschloss, die höher qualifizierte Ausbildung zum Rettungsassistenten zu machen, kläffte er lautstark: »Wir brauchen hier keine Weiber.«

Wahrscheinlich hatte er Angst, ich würde mich um eine Festanstellung bemühen und er müsste dann mit mir zusammenarbeiten. Jedenfalls zeigte er mir gegenüber eine unglaubliche Arroganz. Wie alle hauptberuflichen Mitarbeiter hatte er was zu sagen, und ich hatte durchaus Respekt vor ihm. Da habe ich mich nicht getraut, mich anzumelden, ich wollte eine Auseinandersetzung mit ihm vermeiden. Heute denke ich mir: Für ihn war es schwer zu ertragen, dass eine Frau von außen dazukam, er wusste gar nicht damit umzugehen.

Zum männlichen Chauvinismus gesellte sich Anmaßung. Im Grunde behandelte er alle ehrenamtlichen Mitarbeiter herablassend. Eines Tages bekam das Rote Kreuz einen neuen

Rettungswagen zugeteilt. Das löste große Begeisterung aus, denn das Fahrzeug war technisch auf dem modernsten Stand. Das motivierte natürlich alle Kameraden. Mein ungeliebter Kollege nahm nun freitags nach dem Dienst den neuen Wagen mit nach Hause, und wir Ehrenamtlichen durften am Wochenende Dienst mit dem alten Fahrzeug schieben. Leider hatte niemand von uns den Mut, etwas dagegen zu sagen, denn normalerweise war das nicht erlaubt.

Über seine Beweggründe kann ich nur spekulieren. Entweder gönnte er uns den neuen Rettungswagen nicht, oder er hatte Angst, wir würden nicht sorgsam damit umgehen. Unglaublich, was er sich da erlaubte, und nicht nur aus heutiger Sicht ein unmögliches Verhalten. Warum man ihm das durchgehen ließ, vermag ich nicht zu sagen, vielleicht fiel es nicht auf. Wenigstens begegneten wir uns nur selten. Ich war nicht traurig, als er die Stelle wechselte, um woanders als Betriebssanitäter zu arbeiten. Von da an stand uns auch der neue RTW wieder uneingeschränkt zur Verfügung.

Für die jüngeren Kollegen und Zivildienstleistenden wurde ich im Laufe meines Berufslebens zu einer Respektsperson, normalerweise fragten sie mich hin und wieder um Rat. Einmal allerdings kam es zu einem Vorfall, der mich sehr verärgerte. Schuld war ein junger Zivildienstleistender. Wir hatten schon ein paar Dienste miteinander bewältigt, ich kannte ihn als sehr selbstbewusst und starrsinnig. Er war ausgebildet wie alle Zivis, aber noch nicht allzu lange dabei. Trotzdem wusste er alles besser. Am wichtigsten war ihm der pünktliche Feierabend. Wenn es ein bisschen länger ging, wurde er pampig. Theoretisch hatten wir um achtzehn Uhr Dienstende, doch bei einem Notfall konnte man nicht auf die Uhr sehen.

An einem späten Nachmittag wurden wir zum Einsatz gerufen. Einer älteren Frau ging es gesundheitlich so schlecht, dass sie dringend in die Klinik musste. Es dauerte, bis die Patientin transportbereit war. Waschzeug, Wäsche, Krankenkassenkarte mussten zusammengesucht werden, ehe wir sie zum Rettungswagen befördern konnten. Ich merkte schon, wie mein junger Kollege ungeduldig wurde und die alte Dame unhöflich anherrschte, sie solle doch das nächste Mal ihre Sachen parat halten. Am RTW angekommen, stieß er die Trage mit voller Wucht in den Wagen, sodass die Patientin fast wieder vorn rausgeflogen wäre. Mir tat die Patientin leid, die sich in ihrem Zustand dieses respektlose Verhalten gefallen lassen musste. Da ich eine lautstarke Auseinandersetzung vermeiden wollte, nahm ich den Zivi beiseite und wies ihn auf sein Fehlverhalten hin. Er reagierte uneinsichtig und recht patzig.

Nach unserer Rückkehr zur Wache war für mich klar, dass es so nicht weitergehen konnte. Ich marschierte zum Wachleiter und beschwerte mich. »Mit diesem Zivi mache ich keine einzige Fahrt mehr!«, erklärte ich. »Da kannst du machen, was du willst, er hat sich der Patientin gegenüber unmöglich benommen.«

Daraufhin musste ich nicht mehr mit ihm fahren, er wurde dann bei Kollegen zugeteilt.

Ich wollte nicht alles hinnehmen. Auch zu meinen Anfangszeiten gelang es mir, nach und nach ein wenig Ordnung auf der Wachstube durchzusetzen. Beispielsweise kann ich es nicht ausstehen, wenn man sein schmutziges Geschirr stehen lässt. Deshalb sagte ich zu meinen Kollegen: »Euer Geschirr spült ihr gefälligst selbst, und euren Dreck könnt ihr auch selbst wegmachen.«

Paul, der Wachleiter, hatte bei meiner Ansage schmunzelnd die Augen verdreht. Später gestand er mir, dass er sich schon auf eine gute Hausfrau gefreut hatte.

Dessen ungeachtet, stand ich öfter freiwillig am Spülbecken, wenn wir wieder einmal auf einen Einsatz warteten. Typisch Frau, erledigte ich diese vertraute Arbeit nebenher. Ich wollte nur nicht, dass es als selbstverständlich wahrgenommen wurde.

Wenn ich Dienst hatte, war auf der Wache immer was los. Viele Kollegen kamen auf ein kurzes Schwätzchen vorbei, oder wir saßen am Tisch und spielten Karten. Solang das Telefon nicht läutete, war dieser entspannte Zeitvertreib erlaubt. Klingelte es, rückten die diensthabenden Kollegen und ich aus, waren wir zurück, spielten wir weiter. So kam es, dass einige der Männer das Wochenende auf der Wache verbrachten, obwohl sie freihatten.

Rainer wohnte in Österreich und teilte seine Schicht am liebsten mit mir. Er sagte immer: »Wer hat Dienst am Wochenende? Ach, schön, Waldi ist dran, da komme ich!«

Für einander da sein, zusammen Spaß haben, gemeinsames Essen, aber auch das Erleben von schrecklichen Situationen schweißte zusammen. Brauchte ich jemanden zum Reden oder benötigte ich Hilfe, konnte ich mich immer an meine Jungs wenden. Ich fühlte mich im Kreis meiner Kameraden wohl, und mir gefiel der freundschaftliche und manchmal auch scherzhafte Umgangston untereinander. Ohne Humor und innere Gelassenheit hätte ich diesen Job gar nicht machen können. Jeder verarbeitete die Belastung anders, aber klar war, mit etwas Humor war vieles leichter. Manchmal allerdings half nur noch eine Portion schwarzer Humor.

Notruf aus dem Schlafzimmer

Es gab sie, diese spektakulären und skurrilen Rettungseinsätze, die gute Nerven, enorme Flexibilität und eine ordentliche Portion Einfühlungsvermögen erforderten – abseits aller Routine.

An einem Sonntag wurden wir nachmittags zu einem Notfall gerufen. Die Meldung lautete: »Patient männlich, Atemstillstand, mit Notarzt«, also höchste Alarmstufe. Kurze Zeit später befanden wir uns im Rettungswagen auf dem Weg zum Notfallort. Nach circa zehn Minuten erreichten wir die angegebene Adresse: eine Ferienhaussiedlung. Noch bevor ich richtig aus dem Wagen gestiegen war, hatte Heinz schon die Seitentür geöffnet und sich das EKG und den Notfallkoffer geschnappt. In diesem Moment traf auch der Notarzt ein, jetzt war unser Rettungsteam komplett.

Eine hübsche Frau mittleren Alters erwartete uns an der Tür. Sie trug ein leichtes Sommerkleid und war barfuß. Ihr ganzer Körper zitterte.

»Rettungsdienst, grüß Gott«, sagte ich. »Wo ist der Patient?«

»Im Schlafzimmer.« Ich sah, dass sie Angst hatte und sich nur mit Mühe zusammenriss.

»Ihr Mann?«

»Nein, mein Freund«, stieß sie gepresst hervor.

Als wir das Schlafzimmer betraten, war ich besorgt. Auf dem Doppelbett lag ein etwa 60 bis 65 Jahre alter Mann. Er war recht korpulent und vollständig nackt. Sein Gesicht war tiefblau, und er gab keinerlei Lebenszeichen von sich.

Jetzt mussten wir schnell handeln. Sofort beugte sich der Notarzt über den Patienten, um Atmung und Pulsfrequenz zu prüfen. »Herzstillstand! Los, auf den Boden!«, rief er.

Während wir zu dritt den Patienten aus dem Bett wuchteten, stammelte die Frau, die dicht neben uns stand: »Er ist plötzlich zusammengesackt und auf die Seite gefallen.« Man sah ihr an, wie peinlich ihr die Situation trotz aller Tragik war.

»Warten Sie draußen«, forderte der Notarzt sie auf.

Daraufhin verließ sie den Raum. Der Arzt begann mit der Herzdruckmassage, und Heinz griff sich unterdessen den Blasebalg und beatmete den Patienten.

»EKG!«, befahl der Notarzt.

Ich klebte die Paddles auf die Brust des Patienten, die dafür da waren, den Herzrhythmus abzuleiten. Noch bevor wir den Patienten verkabelt hatten, sprang die Tür auf und die Frau stürzte herein. »Da muss man die Ehefrau verständigen«, sagte sie kläglich und sah uns Hilfe suchend an. »Was mache ich jetzt?« In ihrer Verzweiflung stürmte sie wieder hinaus.

Aha, dachte ich kurz, sie war seine Geliebte. Ich bedauerte ihre Situation, doch wir konnten ihr keine Aufmerksamkeit schenken, die Wiederbelebung war im vollen Gang.

Der Patient war traurigerweise nicht mehr zu retten. Als das EKG zehn Minuten dauerhaft eine Nulllinie zeigte, brach der Notarzt die Reanimation ab. »Möglicherweise ein Herzinfarkt«, meinte er.

Für mich war schnell klar, was hier vorgefallen war. Der Mann war Mitten im Liebesakt aus dem Leben gerissen worden.

Überall lagen unsere Utensilien verstreut auf dem Boden. Bevor wir der Frau die traurige Nachricht überbrachten, wollten wir das Zimmer rasch in Ordnung bringen. Wir machten uns an die Aufräumarbeiten, als sie wieder auftauchte. Ein kurzer Blick genügte ihr, um zu verstehen. »Ist er tot?«

»Es tut mir leid«, sagte der Notarzt. »Wir konnten nichts mehr für ihn tun.«

»Oh nein«, ihre Lippen bebten. Sie drückte sich wie erstarrt gegen die Wand. Tränen liefen ihr übers Gesicht. »Da muss man seine Frau benachrichtigen«, schluchzte sie. »Ich kann das nicht.«

Hier war Feingefühl gefragt. Wir versuchten, sie zu trösten, was uns kaum gelang. Immer wieder fing sie an zu weinen. Nach und nach erfuhren wir, dass die beiden verheiratet waren, aber nicht miteinander. Sie hatten zusammen ein paar Ferientage am Bodensee verbringen wollen. Gestern erst waren sie angereist.

»Mein aufrichtiges Beileid«, sagte ich. »Es muss schwer für Sie sein.« Ich bedauerte es immer, wenn ich bei einem Menschen, der Trost bedurfte, aus Zeitdruck nicht zuhören konnte. Aber für uns war der Einsatz beendet. Jetzt zählte es, dass wir uns rasch wieder einsatzbereit meldeten, falls ein nächster Notruf reinkommen würde. Während der Notarzt den vorläufigen Totenschein ausfüllte, verabschiedeten wir uns. Dann standen wir wieder draußen im Sonnenschein. »Ich möchte nicht mit dem Notarzt tauschen«, sagte ich. »Er hat nun die Aufgabe, die Ehefrau anzurufen, um ihr die traurige und delikate Nachricht schonend mitzuteilen.«

»Eigentlich soll Sex ja gesund sein«, scherzte mein Kollege. »Da sieht man mal wieder, dass die schönste Nebensache der Welt auch gefährlich sein kann. Andererseits ist es eine schöne Art zu sterben.«

Da war er, der schwarze Humor, der vieles erträglicher machte. Wenn man über Dinge lachte, über die man auch hätte weinen können, schaffte man Distanz. Man konnte nicht alle Schicksalsschläge persönlich nehmen und mittrauern. Lachen löste die Anspannung. Heinz meinte es nicht respektlos, er wollte mich nur zum Lachen bringen und schaffte es auch. Ich verstand das, schmunzelte mit und war doch mit meinen Gedanken woanders. Ich empfand Mitgefühl für die Geliebte, für die der plötzliche Tod ihres Freundes nicht nur traurig, sondern auch beschämend war. Gleichzeitig mochte ich mir nicht vorstellen, wie sich die Ehefrau gefühlt haben musste, als sie vom tragischen Todesfall erfuhr. Nicht nur dass sie wahrscheinlich nicht wusste, dass ihr Mann eine außereheliche Beziehung hatte, sie musste auch damit fertigwerden, unter welchen Umständen er verstorben war.

Wieder auf der Rettungswache ging mir der Fall nicht aus dem Kopf. Die Frau hatte den Notruf gewählt, aber leider keine Erste Hilfe geleistet. »Was meinst du, wenn der Mann sofort reanimiert worden wäre, ob er dann überlebt hätte?«, fragte ich.

»Ich weiß es wirklich nicht«, erwiderte Heinz.

Dennoch ist eine Herz-Lungen-Wiederbelebung das Einzige, was man tun kann, damit ein Mensch überlebt. Schnelles Eingreifen kann über Glück und Leid entscheiden. Darum sollten auch Laien ohne zu zögern eine Reanimation, sprich Herzdruckmassage durchführen.

Herz-Lungen-Wiederbelebung kann jeder

Wenn jemand bewusstlos ist und nicht mehr atmet, liegt ein Herz-Kreislauf-Stillstand vor. Dann kommt es auf den Ersthelfer an, jede Sekunde zählt. Helfen kann ganz einfach sein, alles, was man braucht, sind zwei Hände.

»Prüfen – Rufen – Drücken«, ist das Motto, das erklärt, was zu tun ist.

Jetzt heißt es, den Notruf 112 auszulösen und mit der Herzdruckmassage zu beginnen, bis professionelle Hilfe kommt. Sind andere Personen in der Nähe, holen Sie sich Hilfe und fordern Sie eine davon auf, den Rettungsdienst zu alarmieren.

Das Freimachen der Atemwege erfolgt durch Anheben des Kinnes und Überstrecken des Halses. Knien Sie sich neben die bewusstlose Person, wenn möglich, machen Sie den Brustkorb frei, und beginnen Sie, mit übereinandergelegten Handballen und durchgestreckten Armen auf die Mitte des Brustkorbs (zwischen den Brustwarzen) zu drücken, fünf bis sechs Zentimeter nach unten, mindestens 100- bis 120-mal pro Minute. Das entspricht zwei Stößen pro Sekunde. Nach jedem Drücken sollte das Brustbein vollständig entlastet werden. Um den richtigen Takt zu finden, drückt man am besten im Rhythmus von *Stayin' Alive* von den Bee Gees. Die Herzdruckmassage ist sehr anstrengend, wenn möglich, wechseln Sie sich alle zwei Minuten mit anderen Helfern ab. Sobald die Atmung des Betroffenen wieder einsetzt, kann er in die stabile Seitenlage gebracht werden. Setzt die Atmung nicht ein, fahren Sie mit der Herz-Lungen-Wiederbelebung fort, bis der Rettungsdienst eintrifft.

Weil auch geübte Helfer sich oftmals überwinden müssen, um eine Mund-zu-Mund- oder Mund-zu-Nase-Beatmung einzuleiten – aus Ekel oder aus Angst, sich mit Infektionskrankheiten anzustecken –, wurde die Laienreanimation vereinfacht. Inzwischen können sich untrainierte Ersthelfer bis zum Eintreffen des Rettungsdienstes ausschließlich auf die Herzdruckmassage konzentrieren. Sie erhält einen Minimalkreislauf aufrecht, darum ist es auch wichtig, dass sie so wenig wie möglich unterbrochen wird.

Ein Defibrillator kann nach einem Herzstillstand Leben retten. Das Gerät gibt über Elektroden auf der Brust des Betroffenen starke Stromstöße ab, um einen natürlichen Herzrhythmus wiederherzustellen. Deshalb sind heute U-Bahn-Stationen, öffentliche Plätze und Gebäude mit automatisierten externen Defibrillatoren zur Ersten Hilfe ausgestattet. Durch ein grünes Hinweisschild mit Herzsymbol oder durch die Abkürzung »AED« sind diese gut zu erkennen. Die Elektroden werden nach Anleitung aufgeklebt, danach folgt man der Sprachanweisung des Geräts.

Als Laienhelfer sollte man keine Angst haben, etwas falsch zu machen, also zögern Sie nicht: Falsch ist nur, nichts zu tun.

Auch wenn man so schnell wie möglich mit einer Herzdruckmassage begonnen hat, heißt das nicht, dass der Mensch überlebt. Aber es ist die einzige Chance, die der Mensch hat, um am Leben zu bleiben. Ich habe eine Vielzahl von Reanimationen miterlebt, leider waren mehr erfolglos als erfolgreich. Daher war es umso schöner, wenn Wiederbelebungsversuche gelangen, wie bei unserem nächsten Einsatz.

Notruf aus der Arztpraxis

»Wenn eine Person keine Lebensfunktionen mehr zeigt, da muss man doch mit allem rechnen«, sagte Rudi neben mir, während wir mit Blaulicht und Sirene durch die Stadt hetzten.

»Ja«, meinte ich und warf einen Blick in den Rückspiegel. »Der Notarzt folgt uns bereits.«

Wir waren zu einem Notfall unterwegs: »Reanimation in einer Arztpraxis«, war unser Einsatzstichwort.

Rudi hielt sich mit beiden Händen am Armaturenbrett fest, als ich vor dem Ärztehaus bremste. Kurz hinter uns stoppte das Notarztfahrzeug. Mit unserem schweren Gepäck hasteten wir die Treppe nach oben. Eine junge Arzthelferin empfing uns aufgeregt mit den Händen fuchtelnd an der Praxistür. »Schnell, kommen Sie schnell, der Doktor ist hier!«

Bevor wir das Untersuchungszimmer betraten, hörten wir schon das angestrengte Ächzen des Hausarztes. Die Reanimation lief bereits. Der Patient, ein etwa siebzigjähriger Mann, lag auf einer Krankenliege, der Arzt stand über ihn gebeugt und drückte kräftig auf dessen Brustkorb. Neben ihm befand sich eine weitere Arzthelferin, die den Beatmungsbeutel bediente.

»Plötzlicher Herzstillstand!«, rief uns der Hausarzt entgegen. »Ich habe mit allem stabilisiert, was ich habe.«

»Wir intubieren«, erklärte der Notarzt.

Während er die Intubation, also die künstliche Beatmung, vorbereitete, löste Rudi den erschöpften Hausarzt bei der Herzdruckmassage ab und setzte diese nahtlos fort. Wir waren in dem kleinen Zimmer mit sechs Personen zugange und kämpften um das Leben des Mannes.

»Tubus sitzt«, erklärte der Notarzt.

Von jetzt an wurde der Patient kontinuierlich mit dem Beatmungsgerät beatmet. Nur einen Augenblick später setzte der Notarzt den Defibrillator an: »Herzdruckmassage einstellen! Achtung, Schock, alle weg vom Patienten!«, rief er und drückte die Schocktaste, damit ein Stromstoß abgegeben werden konnte.

Dreimal musste der Notarzt mit dem Defibrillator Stromstöße durch das Herz des Patienten jagen, dann setzte der

Herzschlag wieder ein. »Wir haben ihn wieder. Jetzt aber ab ins Krankenhaus«, ordnete er an, und wir beeilten uns, unser EKG gegen das des Hausarztes auszutauschen und unsere Ausrüstung zusammenzupacken.

Der Patient wurde auf die Trage umgelagert, und es ging los. Wir kamen nicht weit, bereits auf dem Treppenabsatz gab das EKG schlagartig ein Warnsignal. Sofort hielten wir an, um den Patienten erneut zu reanimieren. In Windeseile riss ich die Decke zur Seite und drückte mit beiden Händen gegen den Brustkorb. Während ich mich voll auf meine Arbeit konzentrierte, gab der Notarzt weiter Adrenalin. Wieder hieß es: »Weg vom Patienten!«.

Die Wiederbelebung war abermals geglückt. »Der Kreislauf ist immer noch instabil. Tempo, Tempo!«, trieb uns der Notarzt an.

Auf der Stelle packten wir die Trage und machten uns an den Abstieg. Als wir unten am Eingang des Hauses angelangt waren, erfolgte von Neuem ein Herzstillstand. Ein weiteres Mal drohte dem Mann der Tod. Jeder von uns wusste, dass es sehr ernst war. Noch einmal führten wir die erforderlichen Maßnahmen durch, und wie erhofft fing das Herz zu schlagen an. »Wir haben einen Kreislauf!«, hörten wir erleichtert den Notarzt rufen.

Im Eiltempo brachten wir den Patienten zum Rettungswagen. Sobald die Tür geschlossen war, steckten wir die Schläuche um. Plötzlich rief der Notarzt: »Kammerflimmern!«

Diesmal waren unsere Bemühungen vergebens. Das EKG zeigte über Minuten keinerlei Herzaktivität mehr. Nur das Zischen des Sauerstoffgeräts war noch zu hören.

»Lassen wir es gut sein, der Mann ist tot.« Der Notarzt legte den Defibrillator zur Seite. »Das geht schon zu lange, wenn wir weitermachen und ihn zurückholen, wird er ein Pflegefall.« Wenn das Herz aufhört zu schlagen, werden die Organe nicht mehr mit Sauerstoff versorgt. Das Gehirn reagiert am empfindlichsten auf die unzureichende Sauerstoffversorgung: Bereits nach wenigen Minuten kann es dort zu bleibenden Schäden kommen.

Mir blieb nichts anderes übrig, als mit der Leitstelle Kontakt aufzunehmen. »Patient verstorben«, funkte ich, »benötigen einen Bestatter.«

Der Notarzt blickte auf seine Armbanduhr und füllte schnell das Einsatzprotokoll aus, dann verabschiedete er sich. Er musste dringend zurück in seine eigene Arztpraxis. Rudi hatte den Mann schon von den Elektroden befreit. Mir hatte der Notarzt aufgetragen, den Tubus zu entfernen. Als ich den Beatmungsschlauch herauszog, bekam der Patient, vermutlich durch die Kehlkopfreizung, eine Spontanatmung und begann, heftig nach Luft zu schnappen. Mich traf fast der Schlag, und mein Herz hämmerte wie verrückt nach diesem Schrecken. Rudi und ich waren völlig perplex.

»Wir haben einen Puls!«, rief Rudi begeistert. »Sauerstoffsättigung steigt!«

Den Bruchteil einer Sekunde lang war ich fassungslos, dann kletterte ich aus dem Wagen, um nochmals die Leitstelle anzufunken. In dem Moment traf der Leichenwagen ein und parkte hinter uns. »Brauchen dringend den Notarzt zurück«, meldete ich, »Patient atmet spontan und hat Puls.«

»Was ist jetzt passiert?«, wunderte sich die Disponentin von der Rettungsleitstelle.

»Komme nachher über Draht, wenn möglich«, antwortete ich, was bedeutete, dass ich sie von der Rettungswache aus anrufen würde, um ihr Näheres zu berichten.

Während ich mit den beiden Bestattern sprach, die Lage erklärte und sie wegschickte, kam der Notarzt mit Sirene und Blaulicht um die Ecke gefahren. Das war gut, denn jetzt durften wir keine Zeit mehr verlieren. Der Zustand des Patienten war noch immer lebensbedrohlich, aber er atmete jetzt vollständig selbstständig. Ich machte das Blaulicht an. Unter notärztlicher Überwachung fuhren wir ihn ins nahe gelegene Krankenhaus. Er wurde auf die Intensivstation übernommen.

Warum es Minuten nach Beendigung der erfolglosen Wiederbelebung zu einer spontanen Rückkehr der Lebensfunktionen kam, weiß ich nicht. Für mich fühlte es sich wie ein Wunder an, dass wir den Mann lebend übergeben konnten, er war eigentlich schon tot gewesen. Plötzlicher Herzstillstand ist eine Diagnose, die nur wenige Menschen überleben. Ich freute mich für ihn, und ich hoffte, dass er alles halbwegs gut überstehen würde.

Viele Menschen haben dem Notarztsystem ihr Leben zu verdanken. Damals arbeiteten die meisten Notärzte ganz normal in ihrer eigenen Praxis. Hatten sie Bereitschaftsdienst, mussten sie bei einer Alarmierung alles stehen und liegen lassen, auch wenn in der Praxis reichlich Betrieb war. Denn in Notfällen kann es immer um Leben und Tod gehen.

Rendezvous mit dem Notarzt

Je nach Schwere des Notfalls entscheidet die Rettungsleitstelle, den Notarzt gleich mitzuschicken. Dazu gehören alle akut lebensbedrohlichen Situationen wie Herzinfarkt, Schlaganfall, schwere Bewusstseinsstörung oder Atemnot, ein schwerer Unfall oder starke Schmerzen. Er kann aber auch von der RTW-Besatzung nachgefordert werden. Dabei gehört der Notarzt nicht zur Besatzung des Rettungswagens, sondern kommt separat mit einem eigenen Einsatzfahrzeug zum Notfallort. Dort leistet er die notwendige medizinische Hilfe und steht, sobald der Patient transportfähig ist und mit dem Rettungswagen ins Krankenhaus gebracht wird, für einen Folgeeinsatz zur Verfügung. Das nennt sich Rendezvous-System.

Das Notarzteinsatzfahrzeug (NEF) ist ein Pkw, aber ausgerüstet wie ein Rettungswagen, mit dem Unterschied, dass kein Patient transportiert werden kann. An Bord befinden sich ein Rettungssanitäter, der das Fahrzeug steuert, und der Notarzt. Die Grundidee: Damit wird der Arzt schneller zum Patienten gebracht, um früher ärztliche Maßnahmen zu ergreifen. Medizinische Wunder kann auch er nicht vollbringen, aber der Notarzt und seine Rettungssanitäter sind Garantie dafür, dass alles getan wird, um Leben zu retten. In Lindau besteht dieses Zusammenspiel zwischen Notarzt und Rettungsdienst seit 1976 und gewährleistet dadurch eine bestmögliche Versorgung der Bevölkerung.

Ärzte, die am Notarztdienst teilnahmen, waren in wechselnde Dienstpläne eingeteilt und fuhren aus dem Klinikbetrieb oder der eigenen Praxis heraus zu den Einsätzen. Sie machten das also nicht hauptberuflich, sondern sprangen entweder zwischen Station beziehungsweise eigener Praxis in den Einsatz, oder sie legten ihre Notarztdienste in ihre Freizeit. Um als Notarzt tätig werden zu dürfen, mussten sie eine spezielle Sonderausbildung absolviert haben.

Zu meiner Zeit sind viele Notärzte gern persönlich gefahren, aber ab und an war ich als Fahrerin auf dem

Notarzteinsatzfahrzeug eingeteilt. Der Wagen stand an der Rettungswache. Bevor ich ihn mit nach Hause nehmen konnte, hatte ich ihn zu überprüfen. Waren alle wichtigen Medikamente an Bord? Waren alle Geräte einsatzbereit? War genug Benzin im Tank? Dann parkte er vor meiner Haustür. Löste die Rettungsleitstelle Alarm aus, piepte mein Melder. Unmittelbar darauf hieß es für mich, schnell raus aus den Schlappen, rein in das Auto und an das Funkgerät.

»Rotkreuz 7206, Notarzt Lindau zum Einsatz«, meldete die Leitstelle.

»7206 auf Empfang, unterwegs zum Notarzt«, antwortete ich und schaltete das Sondersignal ein.

Der Notarzt wartete bereits vor seiner Wohnung an der nächsten Ecke. War er eingestiegen, funkte ich: »7206, wir sind jetzt einsatzklar«, und erst jetzt bekamen wir die genaue Einsatzmeldung.

Die Fahrt mit dem Notarztfahrzeug war wie die mit dem Rettungswagen nichts für schwache Nerven. Da musste ich mich schon richtig konzentriert durch jede Lücke manövrieren, und das mit der höchstmöglichen Geschwindigkeit, die der Verkehr zuließ. Dem Notarzt blieb nur, sich ordentlich in den Kurven festzuhalten. Ein schnelles Eintreffen war das A und O und für den Patienten oft überlebenswichtig. Es waren Minuten, die über Leben und Tod entscheiden konnten. Ich brachte die Notärzte stets zuverlässig und sicher zum Einsatzort.

In den meisten Fällen wartete der Rettungswagen bereits auf uns, und die Kollegen hatten die Grundversorgung schon durchgeführt. Ich arbeitete dem Notarzt zu oder übernahm primär organisatorische Aufgaben, wie die Anmeldung im Krankenhaus oder die Kommunikation mit der Leitstelle, und ich kümmerte mich um unverletzte, aber aufgeregte Angehörige.

Mit der Rettungsleitstelle hielt man ständig per Funk Kontakt. Ich meldete unsere Ankunft am Einsatzort, die Übernahme des Patienten und die Abfahrt ins Krankenhaus. Wenn es notwendig war, forderte ich weitere Kräfte bzw. Rettungsmittel wie zum Beispiel einen Hubschrauber nach. Machte der Zustand des Patienten die Anwesenheit des Notarztes auf dem Weg ins Krankenhaus nötig, gab ich auch das an die Leitstelle weiter. Dann folgte ich dem RTW ohne Sondersignale ins Krankenhaus und meldete nach der Patientenübergabe den Notarzt wieder einsatzfähig.

Wenn die Sondersignale an waren, war es auch im Notarztwagen sehr laut. Manchmal konnte man den Funkverkehr nicht richtig mitverfolgen oder sich verständigen. Aber meistens schwiegen wir sowieso, damit sich der Arzt gedanklich auf den Einsatz vorbereiten konnte.

Was hatten wir für coole Notärzte. Ich erinnere mich an viele nette Erlebnisse. Die meist jungen Ärzte brachten sich in die Kameradschaft ein und feierten manch feuchtfröhliches Fest mit uns Rotkreuzlern. Wir duzten uns, das ist im Rettungsdienst so üblich, und die meisten behandelten uns als gleichwertige Partner im Einsatz. Selbst in Momenten höchster Anspannung blieben sie immer freundlich.

Natürlich ärgerte ich mich auch manchmal. Einmal wollte mir ein neu hinzugekommener Notarzt keinen Transportschein für die Abrechnung mit der Krankenkasse unterschreiben. Dazu muss man wissen: Alle Krankentransporte müssen ärztlich beauftragt sein. Nur dann zahlt die Krankenkasse den Transport. Bei Rettungseinsätzen wird der Transportschein nachträglich vom Notarzt unterschrieben – selbstverständlich nur wenn der Einsatz berechtigt war.

»Den Rettungswagen habe ich nicht bestellt, den Schein kriegen Sie nicht«, sagte der Neuling, als ich ihm den Stift zum Unterzeichnen hinhielt.

Er ließ keinen Einwand zu, sondern setzte sich nach dem Einsatz in sein Notarztfahrzeug und fuhr davon. Nun hatte ich ein Problem. Ich war die Fahrerin und trug die Verantwortung. Hinterher gab es gehörigen Ärger, und die Schelte bekam ich ab.

Beim nächsten gemeinsamen Einsatz gab es wieder Diskussionen. Doch diesmal war der junge Arzt zugänglicher. In einer ruhigen Minute nahm ich ihn beiseite. »Es ist sehr wichtig, dass dieser Schein vom Arzt unterschrieben wird«, sagte ich freundlich, aber bestimmt, »sonst muss der Patient die Rettungskosten selbst tragen, und die sind ziemlich hoch.«

»Ach so«, meinte er, »das wusste ich gar nicht.«

Von da an kamen wir gut miteinander aus. Meist streckte er mir den Schein schon unterschrieben entgegen, bevor ich danach fragen konnte.

Das gute Verhältnis zu den Notärzten hält bis heute an. Vor ein paar Jahren, ich war schon in Rente, musste ich mich einer Krebsoperation unterziehen. Ich war gerade von der Intensivstation verlegt worden und teilte das Zimmer mit einer anderen Frau. Zwar hatten die Schmerzen nachgelassen, dafür hatte mich eine totale Erschöpfung erfasst. Da ging die Tür auf, und der Arzt meiner Mitpatientin wollte nach ihr sehen. Die Überraschung war groß, denn ich kannte ihn gut, er hatte mich als Notarzt bei vielen Einsätzen begleitet.

»Hallo, Waltraud«, sagte er erstaunt. »Was machst du denn hier?« Die Krankenschwester, die hinter ihm eintrat, erläuterte ihm meinen Befund. Er nickte ernst. »Ach, Waltraud, das wird schon wieder«, tröstete er mich. Und zur Krankenschwester meinte er: »Passen Sie gut auf Frau Mayer auf, sie hat mir das Notarztwagenfahren beigebracht.«

Auch beim Ultraschall traf ich einen alten Bekannten. »Mensch, Waltraud«, sagte der Arzt, »bevor wir anfangen, will ich gleich etwas klarstellen, wir waren vorher per Du und bleiben selbstverständlich dabei.«

Beide schauten von nun an immer wieder kurz vorbei, kümmerten sich um mich und munterten mich auf. Um die Erkrankung zu überstehen, benötigte ich nicht nur eine gute medizinische Versorgung, sondern auch mentale Unterstützung. Dafür war ich sehr dankbar, und es hat sicher auch dazu beigetragen, dass ich diese schwere Krankheit überwinden konnte.

Ermunternden Zuspruch habe ich auch gebraucht, als ich während meiner Rot-Kreuz-Zeit eines Tages zum Wachleiter gerufen wurde. Ich hatte schon ein Dreivierteljahr als Fahrerin gearbeitet und ging mit Freude zum Dienst. Am schönsten war es für mich, wenn wir einen Patienten stabil ins Krankenhaus bringen konnten – wenn man das Gefühl hatte: gut, dass wir rechtzeitig da gewesen waren.

Gefühlschaos und Engagement

Von so einem positiven Einsatz kamen wir zurück, als mir eine unerfreuliche Nachricht übermittelt wurde. Es war bereits später Nachmittag, und wir sputeten uns, den Rettungswagen auf Vordermann zu bringen, um pünktlich Dienstschluss machen zu können. Dabei unterhielten wir uns über die letzten Einsätze und besprachen, was noch zu erledigen war. Ich war gerade damit beschäftigt, im Wageninneren die Trage sorgfältig abzuwischen, Heinz desinfizierte mit einem Lappen den Monitor des EKG, und Jan, unser Dritter, schrubbte die Ablageflächen, als der Wachleiter zu uns nach draußen kam und mich beiseitenahm.

»Kannst du nachher in mein Büro kommen, Waltraud?«, fragte Paul, »ich muss dir was sagen.«

»Klar«, sagte ich. Er wird eine Extratour für mich haben, vermutete ich. Das gab es manchmal, wenn eine plötzliche Verlegungsfahrt reinkam und kein Hauptamtlicher abkömmlich war.

Nachdem alles aufgeräumt, nachgefüllt und geputzt war, ging ich nach oben. Paul blickte auf, als ich sein Büro betrat. Er saß am Schreibtisch und studierte die Dienstpläne.

»Möchtest du eine Tasse Kaffee?«

»Gern, danke.« Ich nahm mir eine Tasse, zog mir einen Stuhl heran und setzte mich ihm gegenüber.

Paul schob die Papiere zur Seite, beugte sich vor und räusperte sich. »Ich hatte einen Anruf, du sollst freiwillig zur Frauenbereitschaft zurückkehren, ansonsten droht dir ein Schiedsgerichtsverfahren.«

»Was?« Mir fiel die Kinnlade herunter, und ich holte tief Luft. Nie hätte ich es für möglich gehalten, dass das in einem Ehrenamt überhaupt möglich war. Da lief doch was falsch. Damit wurde ich als Frau offiziell diskriminiert. Ich war zugleich empört, verwirrt und fassungslos. Es war noch nicht lange her, da hatte Heinz bei einer gemeinsamen Schicht gemeint: »Du fährst besser als manch hauptamtlicher Kollege.« Das war ein besonderes Lob, und jetzt sollte ich alles hinschmeißen müssen? »Wer verlangt das?«, fragte ich und spürte, wie die Enttäuschung in mir hochstieg.

»Der Anruf kam aus Kempten. Von einem Vorstandsmitglied.«

Kempten war Sitz des Bayerischen Roten Kreuzes Kreisverband Oberallgäu und für uns in Lindau zuständig.

»Ich weiß schon, wer dahintersteckt«, sagte ich. Das konnte nur die Vorsitzende der Frauenbereitschaft sein, die alles daransetzte, damit ich den Rettungsdienst verließ.

Der Wachleiter nickte. »Du vermutest richtig. Die Frauenbereitschaft würde dich mit offenen Armen wieder aufnehmen.«

»Eine Rückkehr zu den Frauen kommt überhaupt nicht infrage, lieber höre ich ganz auf!«

»Mach dir keine Sorgen«, tröstete mich Paul.

»Mache ich mir auch nicht«, antwortete ich. »Freiwillig verlasse ich den Rettungsdienst nicht, wenn, dann müssen sie mich rauswerfen.«

»Natürlich bleibst du«, meinte Paul aufmunternd. »Ich bin rundum zufrieden mit dir. Dass Frauen nicht in den Rettungsdienst gehören, ist eine altmodische Auffassung, über diese Regel setzen wir uns hinweg.«

Ich konnte nicht verhindern, dass mir Tränen in die Augen stiegen.

»Wir boxen das schon durch.«

Ich rang mir ein Lächeln ab. Aber so richtig überzeugt war ich noch nicht. Ich schaute auf die Uhr. Es war kurz vor sechs und an der Zeit, an die Nachtschicht zu übergeben. Ich stand auf. »Danke, dass du mir Bescheid gegeben hast«, sagte ich und ging hinüber ins Wachzimmer.

»Sag mal, hast du irgendwelchen Kummer?«, fragte mich Heinz, als ich den Raum betrat, in dem die Kollegen der Nachtschicht bereits eingetroffen waren.

Ich erzählte ihnen, was ich soeben erfahren hatte.

»Das ist doch lächerlich«, sagte Heinz.

»Das wirst du doch nicht machen, Waldi«, sagte ein anderer Kollege. »Die können dir gar nichts. In der Verfassung des Roten Kreuzes steht, dass alle Personen, die geeignet sind, mitmachen können, da steht nicht: nur Männer!«

»Wir stehen alle hinter dir«, meinte Heinz.

Also harrte ich der Dinge, die da möglicherweise auf mich zukommen würden. Ich warte nicht gern, weder im Wartezimmer beim Arzt noch in einem Stau. Wenn ich ungeduldig werde, schlägt das auf meine Stimmung. Betrübt verbrachte ich die nächsten Wochen. Sollte ich alles still aushalten, was ich als ungerecht empfand, oder sollte ich etwas unternehmen? Immer wieder rief mich Paul zur Geduld auf. Also hielt ich still, und am Ende waren meine Sorgen unbegründet. Es kam nicht zu einem Verfahren, man hatte wohl eingesehen, dass das rechtlich nicht möglich war. Alles verlief im Sand. Trotzdem war ich frustriert. Ich hatte nicht zum Rettungsdienst gewollt, um unbedingt eine der ersten Frauen in einer Männerdomäne zu sein, ich fand es einfach toll, Menschen zu helfen, das hatte ich schon seit meiner Kindheit in mir. Meine Kollegen erkannten das an. Keiner von ihnen gab mir das Gefühl, am falschen Platz zu sein. Damit gab ich mich zufrieden, und über die Monate hinweg trat die Angelegenheit in den Hintergrund. Doch vergessen konnte ich sie nicht. Es machte mich traurig, dass mich die Vorsitzende der Frauenbereitschaft aus dem Rettungsdienst ausschließen wollte, für den ich mich so intensiv engagierte.

An meiner Leidenschaft für das Rote Kreuz hielt ich weiter fest. Neben meiner Tätigkeit im Rettungsdienst unterstützte ich an zwei Wochentagen im Monat den Hintergrunddienst. Bei dieser Rufbereitschaft wurden ich oder andere Helfer alarmiert, wenn der Rettungswagen anderweitig im Einsatz war und man durch die räumliche Nähe vor dem Rettungswagen eintreffen konnte. Damit überbrückte man wertvolle Zeit, um Erste Hilfe zu leisten. Auch bei größeren Schadenslagen oder im Katastrophenfall konnten wir durch die Leitstelle angefordert werden.

Es konnte schon vorkommen, dass der Melder mich mitten in der Nacht aus dem Schlaf riss oder ich von einer Geburtstagsfeier plötzlich verschwinden musste. Nach telefonischer Rücksprache mit der Leitstelle fuhr ich mit meinem privaten Pkw an das Notfallgeschehen. Dafür hatte ich einen gelben Dachaufsetzer mit der Aufschrift »BRK im Einsatz«, der mittels eines Magneten auf dem Autodach befestigt wurde. Schnell ins Auto steigen, anschnallen, Gas geben und ab zum Einsatzort. Das eine oder andere Mal fuhr ich schneller, als die Polizei erlaubte. Für den Einsatz war ich entsprechend ausgerüstet, neben einer Warnweste hatte ich natürlich einen Notfallkoffer dabei – Medikamente allerdings nicht. Am Einsatzort angekommen, sicherte ich die Unfallstelle ab und überbrückte als Ersthelfer die Zeit bis zum Eintreffen des Rettungsdienstes.

So verbrachte ich jede freie Minute ehrenamtlich im Roten Kreuz. Mitunter war es ganz schön schwierig, Familie und Hobby unter einen Hut zu bekommen. Es war nur möglich, weil mein Mann und meine Kinder voll hinter mir standen. Es hat manches Wochenende gegeben, an dem ich Dienst hatte und mein Mann und zur Not auch mal eine Nachbarin auf die Kinder aufpassten. Oft hatte ich ein schlechtes Gewissen, wenn ich nach Hause kam, meine Kinder sich freuten, mit mir zu spielen, und ich sie auf später vertröstete, weil ich müde war. Klingt stressig, war es auch, aber ich mochte mein Leben auf dem Sprung.

Das BRK zahlte eine kleine Aufwandsentschädigung für ehrenamtliche Kräfte im Rettungsdienst. Für eine Zehn-Stunden-Schicht erhielten wir 15 D-Mark. Damit sollten Verpflegung, Fahrtkosten und Reinigung der Kleidung gedeckt werden. Allerdings bekam der Dritte gar nichts, das fand ich nicht fair. Ich machte den Vorschlag, auf 5 D-Mark zu verzichten, damit jeder von uns 10 D-Mark am Ende des Tages hatte. Damit waren alle einverstanden. Das war nicht viel, wenn man bedenkt, dass wir oft Überzeit hatten, wenn kurz vor Ende des Dienstes noch ein Einsatz reinkam. Und das kam durchaus häufiger vor: Die Ablöse war noch nicht da, das Telefon klingelte, und wir rückten nochmals aus.

Notruf aus dem Dachgeschoss

Wir saßen im Wachzimmer und warteten auf die Kollegen der Nachtschicht. Gegen halb sechs meldete die Rettungsleitstelle eine Verlegung ins Krankenhaus.

»Ach je«, sagte ich, »unter den Umständen müssen wir nochmals los.«

»Geht bestimmt schnell«, meinte Rudi, der den Anruf entgegengenommen hatte. »Das ist eigentlich keine große Sache. Der Hausarzt hat den Rettungsdienst angefordert, seine Patientin soll zur weiteren Therapie in die Klinik gebracht werden. Das wird völlig unspektakulär.«

Rudi war mein Schichtpartner, ich mochte ihn sehr, denn Rudi war nicht nur sympathisch, einfühlsam und mitfühlend, wir waren sogar verwandt. Rudi war der Zwillingsbruder meines Mannes. Deshalb waren wir gut befreundet, und unsere Familien trafen sich natürlich auch häufig.

Der Ort des Geschehens war ein älteres Mehrfamilienhaus. Als wir die untere Eingangstür öffneten, fiel uns zuerst das schmale und verwinkelte Treppenhaus auf. Unsere Patientin wohnte im vierten Stock, ohne Fahrstuhl. Wer im Rettungsdienst arbeitet, kann ein Lied davon singen: Es gibt Treppenhäuser, die einfach zu eng sind, um den Patienten auf einer Krankentrage zum Rettungswagen zu transportieren.

»Hoffentlich ist die Frau in keiner allzu schlechten Verfassung«, sagte ich. »Mit der Trage kommen wir hier nicht runter.«

Oben öffnete eine Nachbarin die Tür und ließ uns in die Wohnung der Patientin.

»Guten Abend«, sagte Rudi. »Wir sind vom Rettungsdienst und sind jetzt da, um Sie ins Krankenhaus zu bringen.«

Eine schmächtige ältere Frau lag voll angezogen auf ihrem Bett. »Ja«, sagte sie, »grüß Gott, ich warte schon.«

»Haben Sie Medikamente?«, wollte ich wissen. »Die müssten wir mitnehmen.«

»Ja, hier«, sie zeigte auf eine Schuhschachtel, die auf dem Nachttisch stand, »für meinen hohen Blutdruck, die Tabletten.«

»Können Sie aufstehen?«

»Ich glaube schon, aber mir ist ein wenig schwummerig.«

Sicherheitshalber fassten wir sie rechts und links unter die Achseln und halfen ihr auf die Beine, die sofort wegknickten. Wir setzten sie erst mal auf den Bettrand, aber uns war klar, aus eigener Kraft würde es die Patientin nicht schaffen, die Treppen hinunterzugehen. In unseren Fortbildungen hatten wir gelernt: Wenn ein Transport durch beengte Verhältnisse im Liegen nicht möglich war, sollte ein gewöhnlicher Stuhl als Hilfsmittel eingesetzt werden. Etwas anderes stand uns zur damaligen Zeit nicht zur Verfügung.

Rudi ging in die Küche, kehrte mit einem Stuhl zurück, und wir setzten die Frau behutsam darauf. »Sitzen Sie gut so?«, fragte er.

»Ja.« Die Frau klammerte sich an den Armlehnen fest.

Tragen war Teamwork. Das klappte nur gut, wenn man sich vorher absprach, wie schnell man die Treppe runterging. »Langsam und in jedem Stockwerk eine kurze Pause«, meinte Rudi.

Auf Kommando hoben wir die Patientin hoch und begannen mit dem Abstieg. Rudi ging voran, und ich packte die Stuhlbeine vorn an, dabei war die Patientin mir zugewandt. Vorsichtig bewegten wir uns die abgetretenen hölzernen Stufen hinab. Das war nicht nur sehr unbequem und ermüdend für uns, sondern auch gefährlich für die Patientin. Auf jedem Absatz ruhten wir uns einen Augenblick aus.

»Geht es noch?«, fragte ich die alte Dame.

»Ja, ja.« Sie nickte mir freundlich zu.

»Weiter auf drei«, sagte Rudi, und wir hoben die Frau erneut an.

Wir hatten es fast geschafft, nur noch wenige Stufen trennten uns vom Eingang, als der Stuhl unvermittelt entzweibrach und die Patientin auf die Treppe stürzte. Entsetzt schrie sie auf.

»Ach du lieber Gott«, entfuhr es mir.

Wir konnten es kaum fassen und waren beide schockiert. Im nächsten Moment beugten wir uns über die Patientin.

»Sind Sie verletzt?«, fragte ich in heller Aufregung. »Tut Ihnen was weh?« Mein Magen krampfte sich zusammen – wenn der Frau nur nichts Schlimmes passiert war.

Die Dame versuchte, sich zu bewegen und testete ihre Arme und Beine auf Schmerzen ab. »Nein, nichts«, sie sah uns ängstlich an.

Wir untersuchten sie schnell, konnten aber nur einen aufgeschürften Ellenbogen finden. Nichts deutete auf einen Bruch oder sonstige Verletzungen hin.

»Gut«, meinte Rudi und ließ erleichtert die Schultern sinken. »Dann hole ich jetzt die Trage.«

Als die Frau gut angeschnallt auf der Trage lag, atmeten wir beide auf. Ohne weitere Zwischenfälle brachten wir sie in die Klinik.

Zum Glück hatte die Patientin den Sturz auf der Treppe unbeschadet überstanden. Wie durch ein Wunder war sie unverletzt geblieben. Nach diesem Einsatz war ich fertig mit den Nerven. Es war nicht unser Fehler, aber der Schreck saß tief.

Diese Geschichte zeigt, wie unglaublich viel sich in den letzten vierzig Jahren im Rettungswesen verändert hat. Heutzutage würde das nicht mehr passieren. In jedem Rettungswagen und Krankentransportwagen gibt es inzwischen Tragetuch und Tragestuhl für beengte Treppenhäuser und Flure, die Patienten und Rettungsdienstmitarbeiter entlasten.

Kinder in Not

Notruf aus dem Rettungswagen

Wenn man mich heute fragt, vor welchen Notfallsituationen ich am meisten Respekt hatte, dann waren es eindeutig die Notfälle mit Kindern. Wenn die Leitstelle kranke oder verletzte Kinder ankündigte, waren alle in heller Aufregung. Kindernotfälle waren niemals Routine, sondern immer etwas Besonderes. Vor allem erinnere ich mich an einen Vorfall, da sollten wir ein achtjähriges Mädchen vom Lindauer Krankenhaus nach Ravensburg verlegen. Wir dachten uns nicht viel dabei – ein ganz alltäglicher Auftrag, völlig undramatisch.

Es war ein sonniger Samstagnachmittag im Mai. Rainer und ich bildeten an diesem Tag die Besatzung auf dem Rettungswagen. Wir hatten das Mädchen um drei Uhr auf der Kinderstation abgeholt und mit der Trage zum Rettungswagen gebracht. Die Mutter des Kindes begleitete uns und setzte sich mit Rainer hinten in den Patientenraum. Da es kein akuter Notfall war, blieb das Blaulicht aus. Auf der B31 war an diesem Tag wenig Verkehr. Das war auch gut so, denn in der Ferienzeit war das eine dicht befahrene Strecke, auf der sich die Autos oft kilometerweit stauten. Rechts von uns erstreckte sich eine Apfelplantage nach der anderen, und links eröffnete sich der herrliche Blick auf den Bodensee und auf das gegenüberliegende Alpenpanorama. Ich kurbelte das Fenster einen Spaltbreit auf und genoss die milde Luft, die hereinströmte.

Weit kamen wir nicht. Kurz vor Nonnenhorn verschlechterte sich der Zustand der kleinen Patientin dramatisch. »Das Kind bekommt keine Luft!«, sagte Rainer aufgeregt.

Ich wollte gerade die Tasten für die Sondersignale drücken, als Rainer wieder rief: »Das wird immer schlimmer!«

Ich hörte, wie die Mutter aufschrie: »Um Himmels willen!«

Da schrillten bei mir alle Alarmglocken. Ich befürchtete das Schlimmste. Selbst wenn ich so schnell gefahren wäre, wie ich konnte, das Risiko war mir zu hoch. Die Verantwortung wollte ich nicht übernehmen. Sofort trat ich auf die Bremse und stoppte mit eingeschaltetem Blaulicht am Straßenrand, direkt neben einer Wiese.

»Leitstelle für Rotkreuz 7244, kommen«, funkte ich.

»Leitstelle hört.«

»Zustand des Kindes kritisch, brauchen dringend Notarzt, B31 vor Nonnenhorn.«

»Leitstelle verstanden, schicken Rettungshubschrauber.«

Wenn der Notarzt im Rettungshubschrauber schneller vor Ort sein konnte als im Notarztwagen, wurde er eingeflogen. Versorgt wurden die Patienten grundsätzlich im Rettungswagen, weil er einfach besser ausgestattet war als ein Heli.

»Kann ich helfen?«, fragte ich Rainer, als ich zu ihm nach hinten kam.

»Ich habe ihr bereits Sauerstoff gegeben«, erwiderte er, »jetzt können wir nur noch auf den Arzt warten.«

Weil ich nichts weiter tun konnte, bat ich die völlig aufgelöste Mutter, mit mir auszusteigen. Ich versuchte, sie abzulenken und in ein Gespräch zu verwickeln, doch es gelang mir nicht. Sie zitterte am ganzen Körper. Fünf Minuten später hörten wir das Dröhnen des Hubschraubermotors, der sich zur Landung bereit machte. Unter den laufenden Rotoren hinweg sprintete der Notarzt mit eingezogenem Kopf und Notfallausrüstung auf uns zu. Ich atmete auf.

»Was ist los?«, rief er noch im Laufen.

»Das Kind ist kaum noch ansprechbar«, meldete Rainer.

Der Notarzt kletterte in den Rettungswagen, und Rainer schloss die Seitentür. Die Mutter, die hilflos neben dem Wagen stand, fragte verzweifelt: »Mein Kind wird doch gerettet?«

Jetzt war es wichtig, Ruhe auszustrahlen, um ihr das Gefühl zu geben, dass alles Menschenmögliche für ihre Tochter getan wurde. »Haben Sie keine Angst, der Arzt ist jetzt da. Er wird nichts unversucht lassen, um Ihrem Kind zu helfen«, sagte ich laut, denn inzwischen hob der Hubschrauber wieder ab. Eine halbe Minute später war er weg.

Die Mutter nickte und wischte sich die Augen mit dem Ärmel ab. Mühsam rang sie um Fassung.

»Lassen Sie uns wieder einsteigen«, schlug ich vor. »Es wird gleich weitergehen.« Ich schob die Frau auf den Beifahrersitz und setzte mich hinter das Lenkrad.

Der Notarzt machte sich daran, die kleine Patientin zu stabilisieren. Unverzüglich legte er einen venösen Zugang, worüber er Medikamente gab, um den schwachen Kreislauf des Mädchens wieder in Schwung zu bringen. Ich wartete vorn ab, Rainer assistierte hinten dem Notarzt. Zwanzig endlose Minuten vergingen. Endlich kam der erlösende Ausruf des Arztes. »Die Vitalzeichen sind so weit stabil«, sagte er. »Wir fahren nach Friedrichshafen.«

Der Motor lief noch, zum Blaulicht stellte ich das Martinshorn an, dann gab ich Gas. »Leitstelle für 7244, es geht weiter Richtung Friedrichshafen, mit Notarzt an Bord.«

»Leitstelle verstanden.« Daraufhin meldete die Leitstelle den Rettungswagen in der Klinik an. Das Friedrichshafener

Krankenhaus gehörte zu den größten im Landkreis und verfügte über eine eigene Kinderklinik.

Jetzt hatte ich keinen Blick mehr für die schöne Landschaft. Während der Fahrt hielt ich die Augen fest auf die Straße gerichtet, während die Mutter neben mir saß und aus dem Seitenfenster starrte. Beide sprachen wir nicht.

Als wir das Krankenhaus erreichten, fuhr ich sofort die Notaufnahme an, wo hektische Betriebsamkeit herrschte. Ein Kinderarzt und Kinderkrankenschwestern standen schon bereit und nahmen die kleine Patientin direkt mit auf die Kinderintensivstation.

Auf der Rückfahrt ging ich in Gedanken den Ablauf des Einsatzes nochmals durch. Am Ende kam ich zu dem Ergebnis: »Ich glaube, ich habe die richtige Entscheidung getroffen, das Mädchen wird bestimmt wieder gesund.«

»Sieht ganz danach aus«, erwiderte Rainer. »Einen schrecklichen Augenblick lang hatte ich Angst, wir würden sie verlieren«, fügte er leise hinzu. »Das hing am seidenen Faden.«

Viel später traf ich die Mutter zufällig beim Einkaufen wieder. Sie erkannte mich auf Anhieb. Mit Tränen in den Augen kam sie auf mich zu und packte meine Hand. »Vielen Dank«, sagte sie, »Sie haben meinem Kind das Leben gerettet.«

»Das ist mein Job«, erwiderte ich.

Dieser Moment war sehr berührend. Ich bekomme immer noch eine Gänsehaut, wenn ich daran denke. Ich war so froh, dass es für das Mädchen ein Happy End gegeben hatte.

Ein Kind zu versorgen, war jedes Mal schwer. Da ging der Puls schon deutlich in die Höhe, und bisweilen waren starke Nerven erforderlich.

Kindernotfälle – die größte Herausforderung

Egal wie viel Leid wir gesehen oder wie viel Erfahrung wir hatten, die Notfälle von Kindern gingen mir und meinen Kollegen besonders nahe. Einsätze mit Kindern waren zum einen nicht alltäglich, zum anderen hatte jeder kleine Patient ganz individuelle Ansprüche, und das erforderte Feingefühl. Zum Glück waren diese Einsätze selten, aber gerade deshalb war es für uns schwierig, uns dieser schweren Anforderung zu stellen.

Wir waren natürlich vorbereitet, wichtige Sofortmaßnahmen wurden praktisch geübt – auch in Bezug auf Kinder: Dazu gehörte die stabile Seitenlage oder die Herz-Lungen-Wiederbelebung, die an Übungspuppen unterschiedlicher Größe trainiert wurde. Dennoch, ein wenig Angst fuhr immer mit, das war auch bei meinen Kollegen spürbar, wenn es um ein Kind in einer Notlage ging. Uns war immer bewusst: Jetzt waren wir für einen kleinen Menschen verantwortlich, der noch sein ganzes Leben vor sich hatte. Auch bei mir schnellte der Adrenalinspiegel nach oben, gerade wenn wir zu einem Unfall mit Kindern alarmiert wurden, die vielleicht dasselbe Alter wie meine eigenen hatten.

Einmal kamen wir zu einem Unfall, da sah ich als Erstes ein Kinderfahrrad, das auf der Straße lag – das waren Momente, da musste man schlucken. Dieses bedrückende Gefühl, dass meinen Kindern etwas passiert sein könnte, hatte ich oft. Nach so einem Einsatz rief ich immer von der Wache zu Hause an, Gott, war ich dankbar, wenn sie wohlbehalten daheim waren.

Leider hatten wir auch Kinder mit schwersten Verletzungen im Rettungswagen. Besonders tief berührte mich das Schicksal eines zwölfjährigen Jungen. Er war beim Schulsport in der Turnhalle unglücklich vom Barren gefallen. Der Notarzt konnte eine Halswirbelverletzung nicht ausschließen. Zu jener Zeit gab es noch keine Halskrausen, um die Halswirbelsäule ruhig zu stellen und zu stabilisieren. Äußerst behutsam hoben wir den Jungen auf die Trage, damit sich die Verletzung durch die Bewegung nicht verschlimmerte. Vorsichtig brachten wir ihn zum Rettungswagen.

Das war eine schwierige Fahrt. Im Schritttempo rollten wir mit Blaulicht und Martinshorn zum Krankenhaus. Weil es hinten im RTW so schaukelte, rief der Arzt immer wieder: »Waltraud, langsam, langsam!« Jede Erschütterung konnte dazu führen, dass der Junge den Rest seines Lebens an den Folgen des Unfalls zu leiden hatte. Mehr als 20 km/h hatte ich nie auf dem Tacho. »Noch langsamer geht nicht«, erwiderte ich und wich einem Schlagloch aus.

Am Straßenrand drehten sich die Leute nach uns um, ein Rettungswagen, der mit Sondersignal langsam fuhr, war ein ungewohnter Anblick.

Natürlich ist für Kinder ein Notfall stark belastend. Wenn ein Rettungswagen mit Blaulicht und ein Team in Uniform kommen, kann das auf Kinder schon bedrohlich wirken. Die Panik ist dann womöglich größer als der Schmerz. Damit sich die Situation nicht noch verschlimmerte, hieß es, besonders einfühlsam zu sein. Also beruhigten und trösteten wir die Kinder. Ich machte die Erfahrung, dass die Kinder zu einer Frau eher Zutrauen fassten als zu einem Bartträger mit tiefer Stimme. Gerade wenn sie sehr klein waren und noch nicht sprechen konnten.

Dabei haben wir Kinder niemals angelogen. Wir erklärten ihnen, warum der Arzt sie mit der Spritzennadel stechen muss, warum er ihnen jetzt Schmerzen zufügte und dass er es nur tat, um ihnen zu helfen.

Nicht alle kleinen Patienten hielten still und ließen alles tapfer über sich ergehen. Viele weinten, jammerten und schrien. Mit ein paar Tricks gelang es uns oft, sie abzulenken. Manchmal half es schon, wenn wir die rote Jacke auszogen. Oder wir nahmen einen Einmalhandschuh, pusteten diesen auf und malten ein lustiges Gesicht darauf. Immer dabei war ein Rettungsteddy, den wir zur Beruhigung schenken konnten. Dieses Kuscheltier im Arm zu halten, tat den Kindern gut. Ich habe selbst erlebt, wie bei einem kleinen Patienten die Tränen trockneten und sich trotz Schmerzen ein Lächeln auf seinem Gesicht zeigte – das wiederum entspannte auch die Eltern spürbar. Natürlich durften die Kinder den Teddy nach dem Einsatz behalten.

Jeder von uns wusste, wie wichtig es war, bei einem Kindernotfall einen kühlen Kopf zu bewahren und Ruhe auszustrahlen, um Eltern und Kindern das Gefühl zu geben, dass wir alles unternahmen, um ihnen zu helfen. In den Gesichtern der Mütter spiegelten sich oft das blanke Entsetzen und die nackte Angst. Um sie oder andere Angehörige abzulenken, war es extrem wichtig, sie miteinzubeziehen. Sie konnten einfache Aufgaben übernehmen, beispielsweise die Infusionsflasche halten oder die Hand ihres Kindes streicheln. So fühlten sie sich nicht völlig hilflos.

Unsere medizinische Ausrüstung zur Versorgung kleiner Patienten war dürftig. Es gab noch kein geeignetes Equipment für Kinder. Mittlerweile gehören Baby- und Kindernotfallkoffer zur Standardausrüstung eines jeden Rettungswagens. Sie sind bestückt mit Material, das speziell für Kinder angefertigt ist. Zum

Beispiel Blutdruckmessgeräte oder Beatmungsbeutel in Kindergröße. Schließlich sind Kinder keine kleinen Erwachsenen.

In den vielen Jahren, in denen ich im Rettungsdienst arbeitete, hatte ich viel erlebt. Die Rettungseinsätze »ertrunkene Kinder« waren nicht selten und sind in unserer Zeit noch genauso aktuell wie damals vor vierzig Jahren. Viele dieser Kinder starben trotz aller Bemühungen der Rettungssanitäter und Notärzte. Einige blieben ihr Leben lang behindert. Ich bin bis heute froh, dass ich während meiner Dienstzeit nie bei einem dieser Einsätze anwesend war und ein fast ertrunkenes Kind reanimieren musste.

Jeder ist aufgeregt, wenn Kindern etwas passiert, besonders natürlich die Eltern. Manchmal werden Erste-Hilfe-Maßnahmen nicht ergriffen, weil die anwesenden Erwachsenen Angst haben, etwas falsch zu machen. Wie bei allen Notfällen gilt auch hier: Das Einzige, was man falsch machen kann, ist, nicht zu helfen!

Kindernotfälle können immer und überall vorkommen. Dazu gehören sämtliche Unfälle wie zum Beispiel Ertrinken, Verschlucken von Gegenständen, Verkehrsunfälle, Haushaltsunfälle, Verbrennungen und so weiter. Aber auch plötzliche schwere Erkrankungen wie Krampfanfälle, Infektionen, Allergien, Asthma oder auch Vergiftungen.

Vergiftungen kamen häufig vor und gehörten zu den gefährlichsten Kinderunfällen. Sie sind schnell geschehen. Vergisst man eine Flasche Reinigungs- oder Spülmittel an eine für Kinder unerreichbare Stelle zu stellen, ist der Notfall da. Schon kleinste Mengen an Spülmittel reichen aus, um lebensgefährliche Vergiftungen auszulösen. Kinder wissen nicht, dass manche Dinge schädlich sind, sie vergiften sich aus Neugier und Unwissenheit. Das Spülmittel sieht aus wie leckerer Saft, die Tabletten oder die Spülmaschinentabs wie bunte Bonbons. Schon landet der gefährliche Inhalt im Mund. In der Regel sind die Eltern nicht dabei, wenn Kinder giftige Substanzen schlucken, man kann also nur vermuten, wie viel eingenommen wurde.

Immer wieder wurden wir zu Kindern gerufen, die schlimme Vergiftungserscheinungen zeigten. Sie hatten Schaum vor dem Mund und litten an Atemnot, sodass unmittelbare Erstickungsgefahr drohte.

So war es auch bei einem kleinen Jungen, der in einem unbeobachteten Moment Spülmittel getrunken hatte und damit in eine lebensbedrohliche Lage geriet.

Notruf aus dem Putzschrank

Es war im Juli 1981. An jenem Tag klingelte am frühen Vormittag das Telefon auf der Wache. Die Notfallmeldung, die wir erhielten, verhieß nichts Gutes: »Kind, drei Jahre, Vergiftung durch Spülmittel, Notarzteinsatz!«

Mit Blaulicht und Martinshorn rauschten wir durch die Stadt in eine Neubausiedlung. Wie immer schwang die Frage mit, was uns wohl erwarten würde. Hoffentlich stellte sich alles harmloser dar, als es sich anhörte, dachte ich und war angespannt bis in die Haarspitzen. Neben mir saß Heinz, mein empathischer Kollege, der mir stets eine emotionale wie auch fachliche Stütze war. An der Adresse angekommen, parkte ich direkt vor der Gartenpforte. Die Haustür war angelehnt. »Hallo, wir sind vom Rettungsdienst«, rief Heinz, und wir betraten den Flur, der uns direkt ins Wohnzimmer führte.

Dort erwartete uns die Mutter. Das Kind war kaum noch bei Bewusstsein und hing bewegungslos in ihren Armen. Die Mutter war verzweifelt. »Bitte helfen Sie meinem Sohn!«, flehte sie. »Er hat aus der Spülmittelflasche getrunken. Ich bin nur kurz aus der Küche gegangen, weil das Telefon geläutet hat, und als ich zurückkam, hatte er die Flasche in der Hand und Schaum am Mund.« Sie schluchzte auf.

Heinz ging in die Hocke, um das Kind zu untersuchen. »Na, mein Junge, gib mir mal deine Hand. Okay, Puls ist da, Atmung auch«, stellte er fest.

»Wissen Sie denn, wie viel er getrunken hat?«, fragte ich.

»Leider nicht.« Sie beugte sich hinab und presste ihr Gesicht in den Haarschopf ihres Kindes.

»Ist das die Flasche?«, fragte Heinz und zeigte auf eine giftgrüne Spülmittelflasche, die auf dem Wohnzimmertisch stand.

Sie blickte hoch. »Ja, ich dachte, die brauchen Sie.«

»Ich telefoniere mit der Giftnotrufzentrale«, meinte Heinz und schnappte sich das Spülmittel. »Wo ist denn Ihr Telefon?«

»Gleich im Flur links.«

»Hat er denn erbrochen?«, fragte ich.

»Nein«, die Mutter schüttelte den Kopf. Sie war so blass, dass sie weiß leuchtete.

»Das ist gut«, meinte ich.

»Kein Wasser oder Milch zum Trinken geben und das Kind nicht zum Erbrechen bringen«, erklärte Heinz, als er zurück ins Zimmer kam.

Bei Vergiftungen mit Putz- oder Spülmittel sollte man dem Patienten auf keinen Fall Flüssigkeit zuführen. Die Flüssigkeit begünstigt die Schaumbildung. Der Schaum aus dem Magen

kann in die Speiseröhre, in den Rachen oder in den Mund auf-
steigen, im schlimmsten Fall in die Lungen geraten und die Atmung beeinträchtigen. Dann droht Erstickungsgefahr.

Im nächsten Moment traf der Notarzt ein. Während er das
Kind untersuchte, öffnete der Junge die Augen und blickte
uns kraftlos an. Zum Glück waren die Vitalwerte des Kindes
weitgehend stabil, trotzdem war die akute Lebensgefahr nicht
gebannt.

»Wir brauchen einen Rettungshubschrauber«, sagte der Notarzt. »Das Kind muss schnellstens ins nächste Krankenhaus.«

Heinz lief zum Rettungswagen, um einen anzufordern. Da
Notärzte in den seltensten Fällen Kinderärzte waren, informier-
te der Arzt sich ebenfalls bei der Hotline der Giftnotrufzentrale.
Schließlich war das auch für ihn nichts Alltägliches. »Ich werde
Ihrem Kind jetzt ein Entschäumungsmittel verabreichen«, klär-
te er die Mutter anschließend auf. »Der Wirkstoff dieses Mittels
bringt die Schaumbläschen im Magen zum Platzen und kann
helfen zu verhindern, dass der Schaum in die Lunge gelangt.«

Daraufhin betteten wir den Jungen vorsichtig auf die Trage
und brachten ihn zum Rettungswagen. Da in der Wohnsied-
lung kein geeigneter Landeplatz vorhanden war, sollte der
Rettungshubschrauber auf einer befestigten Fläche neben
einer Halle landen. Die Fahrt dauerte nur wenige Minuten.
Kurz darauf ertönte das typische Geräusch am Himmel über
uns, Christoph 45 war im Landeanflug. Wir übergaben das
Kind, die Mutter und die Spülmittelflasche an die Besatzung.
Der kleine Junge wurde in die Kinderklinik nach Friedrichshafen gebracht. Einen Moment blieben wir noch stehen und
schauten zu, wie er abhob. Ich hoffte sehr, dass es für den Jungen gut ausgehen würde.

Bei einem meiner nächsten Dienste traf ich den Notarzt zufällig in der Notaufnahme wieder.

»Grüß dich Waltraud«, sagte er fröhlich. »Der kleine Junge ist über dem Berg.«

Das war ein gutes Gefühl, nicht immer verliefen Kindernotfälle glimpflich. Während wir durch die Flure zum Fahrstuhl gingen, blieb mein Blick an einer hochschwangeren Frau hängen, und ich dachte, wie sehr auch bevorstehende Geburten einschneidende Ereignisse sein können.

Baby an Bord

»Meist geht es gut«, referierte bei einer Fortbildung ein Arzt, der uns wohl mit diesen Worten ermutigen wollte. Aber ehrlich gesagt, war ich dankbar, dass es während meiner Zeit im Rettungsdienst nie nötig war, dass ich Geburtshilfe leisten musste. Bei meinen Kollegen kam es aber schon mal vor, dass es schneller ging als gedacht. Noch auf dem Weg ins Krankenhaus erblickten einige Babys im Rettungswagen das Licht der Welt.

Natürlich wurde ich schon zu werdenden Eltern nach Hause gerufen, wir schafften es aber immer rechtzeitig in den »rettenden« Kreißsaal. Ein einziges Mal wurde es eng. Die werdende Mutter war in der 38. Schwangerschaftswoche. Die Fruchtblase war geplatzt, und die Wehen kamen bereits in kurzen Abständen. Wir waren schon ins Krankenhaus unterwegs, als mein Kollege plötzlich rief: »Das Kind kommt gleich!«

Daraufhin trat ich aufs Gaspedal. Zum Glück war es mitten in der Nacht und die Straßen menschenleer. Gerade noch rechtzeitig lieferten wir die Frau in der Klinik ab. Danach war ich sehr erleichtert, nicht nur weil wir hinterher das Auto ausgiebig hätten schrubben müssen. Bei einer Geburt kann es zu Komplikationen kommen, deshalb wird beim Alarmierungsstichwort »beginnende Geburt« auch der Notarzt angefordert.

Während der Transport von Schwangeren kurz vor der Niederkunft meist nicht schnell genug gehen konnte, erforderten die Fahrten mit Neugeborenen und Frühchen höchste Sensibilität. Es gab immer wieder Babys, die einfach viel zu früh dran waren. Die Geburtsabteilung im Lindauer Krankenhaus verfügte damals nicht über eine ausreichende diagnostische und therapeutische Möglichkeit, um Frühchen oder kranke Neugeborene angemessen versorgen zu können. Daher wurden sie so rasch wie möglich in die nächstgelegene Spezialklinik verlegt. In solchen Fällen brachten wir die Neugeborenen mit dem Rettungswagen meist ins zwanzig Kilometer entfernte Friedrichshafen.

Es rührte mich sehr, diese winzigen Bündel Leben zu sehen, wie sie an Schläuchen und Kabeln hingen. Diese Winzlinge zu transportieren, gehörte zu meinen heikelsten Aufgaben. Die Fahrt war für die Kinder nicht ohne Risiko. Lärm und Erschütterungen belasteten die kleinen Patienten und konnten ihre Gesundheit gravierend schwächen. Um sie zu befördern, musste man sich besonders anstrengen. Die Kinder lagen in einem Inkubator, einer speziellen Transportbox, so wurden sie vor dem Auskühlen geschützt und mit Sauerstoff versorgt.

Einerseits war ich immer froh, dass ich mich als Fahrerin nicht um den Säugling zu kümmern brauchte, mit der Sauerstoffgabe musste man penibel sein. Vor so einer Verlegung wurde zwar alles im Krankenhaus eingestellt, doch wir waren für die Überwachung zuständig, und da konnte man immer etwas verkehrt machen. Gab man zu viel Sauerstoff, war es schlecht, gab man zu wenig, auch. Ebenso musste stetig die Temperatur kontrolliert werden. Frühchen brauchen es mollig warm. Eventuell musste noch die verzweifelte Mutter während der Fahrt beruhigt werden. Andererseits war ich dafür verantwortlich, dass die Beförderung sicher und schonend verlief. Während es erwachsene Patienten verschmerzen konnten, wenn es im Rettungswagen einmal rumpelte, war das für die Kleinsten riskant. Das Kind sollte zwar eilig, aber unter Vermeidung von Stößen und rüttelnden Bewegungen in die Spezialklinik gebracht werden. Heftiges Bremsen und starkes Beschleunigen versuchte ich daher zu vermeiden.

Vorab wurden der Zustand des Kindes, die Abfahrtszeit und die voraussichtliche Ankunftszeit telefonisch durchgegeben. Am Zielort angekommen, benutzten wir einen separaten Eingang, an dem schon Klinikpersonal bereitstand. Am Ende waren wir zufrieden, wenn wir die kleinen Patienten in stabilem Zustand übergeben hatten.

Mittlerweile gibt es spezielle Rettungswagen für Neugeborene und Frühchen, die mit aktiven Federungssystemen ausgestattet sind. Diese verhindern gefährliche Vibrationen und starke Schwingungen beim Transport der kleinen Patienten.

Kinder forderten uns immer heraus. Es waren auf jeden Fall aufwühlende und manchmal auch belastende Einsätze. Nie verblassen wird die Erinnerung an ein 14-jähriges Mädchen. Ihr Tod zählte zu meinem schlimmsten und emotionalsten Erlebnis im Rettungsdienst.

Kalinka

Notruf eines Stiefvaters

Einen meiner schwersten Einsätze als Frau im Rettungsdienst erlebte ich am 10. Juli 1982. Zusammen mit meinem jungen, noch ziemlich unerfahrenen Kollegen Jan war ich für den Samstagsdienst eingeteilt. Es war ein Sommertag wie viele andere. Schon am frühen Morgen stiegen die Temperaturen auf über zwanzig Grad, und am Himmel zeigten sich nur wenige weiße Wolken. Unsere Schicht fing ruhig an, sämtliche Routinearbeiten waren bereits erledigt, als kurz vor zehn Uhr im Wachraum das orangefarbene Telefon zum ersten Mal klingelte.

»Bewusstlose Person, weiblich, Notarzt kommt«, so lautete die Einsatzmeldung.

»Wir müssen los!«, rief ich Jan zu und tastete in meiner Hosentasche nach den Fahrzeugschlüsseln. Wenige Minuten später saßen wir im Wagen. Erst jetzt erfuhren wir, wohin wir fahren sollten. Mein Herz schlug schneller, als ich die Adresse hörte. Es war der Privatwohnsitz von Dr. Krombach. Er war nicht nur mein Hausarzt, mehrmals schon hatte er mir eine Mitfahrgelegenheit nach Frankfurt angeboten. Dort lebten seine Eltern und zufällig auch meine älteste Tochter, die bereits erwachsen war und in Frankfurt studierte. Auch wenn ich diese Gelegenheit nur zweimal genutzt hatte, waren wir, seine Kinder aus erster Ehe und seine zweite französische Frau, uns auf diesen langen Fahrten nähergekommen. Was mochte da passiert sein?

Ich schaltete Blaulicht und Martinshorn an und verdrängte das ungute Gefühl, um mich besser auf den Verkehr konzentrieren zu können. Samstags um diese Uhrzeit war bereits einiges los, da die Leute auf dem Weg zum Wochenendeinkauf waren. Ärgerlicherweise fuhr nun auch noch der Stadtbus vor uns auf der Seebrücke, ohne Anstalten, Platz zu machen, damit wir vorbeifahren konnten. Am Kreisverkehr bog er in eine Haltestellenbucht, und ich beschleunigte wieder. Minuten später bremste ich vor dem Einfamilienhaus der Familie. Jan packte den Notfallkoffer und ich die Beatmungseinheit und das EKG.

Dr. Krombach erwartete uns bereits am Hauseingang. Er wirkte ruhig und gefasst. »Ich glaube, es ist schon zu spät«, sagte er.

Ich erschrak über diese Aussage, wir wussten ja als Ankommende gar nicht, was passiert war. »Wer?«, fragte ich.

Krombach drehte sich wortlos um und führte uns einen schmalen Flur entlang, an dessen Ende sich ein Zimmer befand. Noch ahnten wir nicht, was uns dahinter erwartete. Sachte öffnete er die Tür, und wir traten ein.

Den Anblick werde ich nie vergessen. In einem weißen Nachthemd mit Blümchenmuster lag Krombachs französische Stieftochter auf dem Bett. Kalinka, die damals 14 Jahre alt war, verbrachte die Sommerferien gemeinsam mit ihrem jüngeren Bruder bei der Mutter, die in zweiter Ehe mit Krombach am Bodensee lebte.

Zuerst sah es so aus, als ob das Mädchen bewusstlos wäre, erst als ich näher kam, erkannte ich schockiert, dass die Leichenstarre bereits fast vollständig eingesetzt hatte und in der Ellenbeuge noch eine Spritze steckte. Ich hielt den Atem an. Es war klar, dass wir nichts mehr ausrichten konnten. Von der Situation ergriffen, fragte ich: »Was haben Sie ihr gespritzt?«, weil ich annahm, Krombach hätte ihr ein bestimmtes Reanimationsmedikament verabreicht.

»Ich habe ihr Calcium gegeben, sie war gestern zu lange in der Sonne«, war seine Antwort. »Mit ihrem Bruder am See baden«, erklärte er. »Sie wollte unbedingt braun werden.«

»Ja«, sagte ich nur. Ich wusste nicht, was ich sonst hätte sagen sollen.

Während Jan und ich vorschriftsmäßig das EKG anlegten, fragte ich mich, wieso Krombach als Arzt erst jetzt den Rettungsdienst gerufen hatte, obwohl der Tod des Mädchens schon vor Stunden eingetreten sein musste. Und wo war Kalinkas Mutter? Ich hatte echtes Mitgefühl mit ihr, war ich doch selbst Mutter von drei Kindern. Und der Verlust eines Kindes gehört für mich zu den schlimmsten Dingen, die einem im Leben widerfahren können. Die Ankunft des Notarztes riss mich aus meinen Gedanken. Er war noch nicht allzu lange als Notarzt tätig, aber wir hatten schon öfter miteinander zu tun gehabt.

»Wie siehts aus?«, wollte er wissen, zog sich die Gummihandschuhe an und warf einen kurzen Blick auf das EKG, das natürlich eine Nulllinie zeigte. Nachdem er eine Leichenschau vorgenommen hatte, legte er den Todeszeitpunkt auf circa drei Uhr nachts fest. Die Todesursache ließ sich offensichtlich hier vor Ort nicht ermitteln.

Bei Anhaltspunkten eines nicht natürlichen Todes müssen Notärzte die Leitstelle informieren, die dann die Polizei verständigt. Ich war öfter dabei gewesen, wenn Kriminalbeamte hinzukamen, mit dem Notarzt und den Angehörigen sprachen, den Leichnam fotografierten und entkleideten, um herauszufinden, ob der Tod eine nicht natürliche Ursache hatte. Das unterließ der Notarzt, stattdessen sagte er zu mir: »Sie laden den Leichnam ein und bringen ihn ins Krankenhaus.«

Ich schüttelte den Kopf. »Das mache ich nicht!«, sagte ich. »Das entspricht nicht den Vorschriften.«

In Deutschland ist es aus hygienischen Gründen verboten, Leichen in Rettungsfahrzeugen zu befördern. Selbst wenn während der Fahrt ein Patient verstirbt, hat die Fahrzeugbesatzung sofort anzuhalten und den Verstorbenen einem Bestatter zu übergeben und anschließend das Fahrzeug umfangreich zu desinfizieren.

Der Notarzt ließ meine Einwände nicht gelten. Er merkte wohl die fehlende Autorität in meiner Stimme. »Nein, wir nehmen sie mit und bringen sie ins Krankenhaus.«

Ich hatte mich nicht getraut, standhaft zu bleiben. Ärzte waren in den frühen 1980er-Jahren noch Respektspersonen, und ich war es gewohnt, dass sie das Sagen hatten.

Jan stand mit hängenden Armen ein Stück abseits und beteiligte sich nicht an der Diskussion. Mir war hundeelend, als ich nach unten ging, um alles für den Transport vorzubereiten. Das tote Mädchen wurde in ein Tuch gewickelt, auf der Liege festgeschnallt und ins Fahrzeug gebracht. Wir stiegen ein und fuhren Richtung Krankenhaus. Der Notarzt folgte uns in seinem Auto. Während ich mich durch den Verkehr schlängelte, konnten wir über Funk hören, wie der Notarzt sich bei der Leitstelle wieder einsatzklar meldete: »Exitus«, sagte er. »Der RTW fährt mit der Patientin ins Krankenhaus, aber ich bin wieder abkömmlich.«

»Um Gottes willen«, sagte ich zu Jan. »Wie kann der so etwas sagen.« Jetzt war klar, dass es Ärger geben würde.

In genau diesem Moment kam der Funkspruch: »Waltraud, melde dich sofort nach dem Einsatz bei mir!«, forderte mich die Disponentin der Rettungsleitstelle streng auf.

»Verstanden«, antwortete ich schuldbewusst.

Wir erreichten den Hinterausgang des Krankenhauses. Von dort schoben wir die Leiche ins Untergeschoss, in einen speziellen Raum, in dem die Toten gelagert wurden. Dann war es an der Zeit, zur Wache zurückzukehren. Auf der Rückfahrt sprachen wir kein Wort. Reden hilft, nicht reden manchmal noch mehr. Worüber hätte ich mit dem jungen Kollegen sprechen sollen? Über ein Mädchen, das viel zu früh gestorben war, oder den Stiefvater, der sich in dieser traurigen Situation merkwürdig verhalten hatte?

Auf dem Hof der Rettungswache ließ ich Jan schon mal anfangen, den RTW zu desinfizieren, während ich nach oben ging, um meinen Rückruf zu tätigen. Ziemlich mitgenommen, griff ich zum Telefonhörer. Wie erwartet, handelte ich mir eine ordentliche Standpauke ein. Die Kollegin in der Leitstelle war richtig sauer auf mich. »Du weißt haargenau, dass du keine Toten im RTW transportieren darfst!«, schimpfte sie.

»Der Notarzt hat mich dazu gedrängt, ich konnte nicht anders«, versuchte ich mich zu verteidigen.

»Nein«, sagte sie. »Du hast als Fahrerin im Rettungsdienst die Verantwortung, du entscheidest, da hat dir der Notarzt nicht reinzureden.«

Sie hatte recht, es war ein Fehler, ich hätte unter allen Umständen standhaft bleiben müssen.

An diesem Abend fiel es mir schwer einzuschlafen. Ich sah immer noch das Gesicht des Mädchens vor mir, ihr Tod ging mir unter die Haut. Mit dem einen oder anderen Kollegen unterhielt ich mich über diesen Einsatz, auch mit meiner Familie konnte ich darüber sprechen, ohne in die Details zu gehen, aber letztendlich musste ich allein damit fertigwerden. Dass Kalinka tatsächlich eines nicht natürlichen Todes gestorben war, offenbarte sich erst nach einigen Jahren.

Was danach geschah

Die Autopsie fand zwei Tage später im Stadtkrankenhaus Memmingen in Anwesenheit Krombachs statt. Es wurde festgestellt, dass Kalinka eine Injektion mit einem Eisenpräparat und Beruhigungsmittel gespritzt bekommen hatte. Es gab wohl verdächtige Spuren im Genitalbereich, auf eine Untersuchung auf Spermaspuren wurde aber verzichtet. Da eine genaue Todesursache nicht festgestellt werden konnte, stellte die Staatsanwaltschaft Kempten die Ermittlungen ein. Kalinka wurde in ihrer französischen Heimatstadt Toulouse beerdigt.

Etwa zwei Monate nach diesem traurigen Ereignis suchte ich als Patientin Krombachs Praxis auf. Als wir uns in seinem Arztzimmer am Schreibtisch gegenübersaßen, fragte ich ihn: »Hat sich mittlerweile herausgestellt, woran Kalinka verstarb?«

»Nein, eigentlich nicht«, antwortete er. »Sie haben bei der Autopsie nichts gefunden, lediglich ihr Schambein wies einen kleinen blauen Fleck auf.«

Was?, dachte ich, wieso erzählt er mir das?

André Bamberski, der leibliche Vater von Kalinka, konnte sich mit dem Tod seiner Tochter nicht abfinden. Er war davon überzeugt, dass Krombach für ihren Tod verantwortlich war. Er warf dem Arzt vor, Kalinka sexuell missbraucht und getötet zu haben. Auf sein Drängen hin nahm die französische Justiz 1985 erste Ermittlungen auf. Die Leiche von Kalinka wurde exhumiert, und es zeigte sich, dass innere und äußere Geschlechtsorgane fehlten.

Nach dieser zweiten Obduktion ging man in Frankreich von einem Gewaltverbrechen aus. 1993 eröffnete das Gericht ein Verfahren gegen Krombach. Es gab Anzeichen für einen

Missbrauch Kalinkas. Vieles deutete darauf hin, dass das Mädchen beim oder nach einem sexuellen Übergriff durch ihren Stiefvater gestorben sein könnte.

Von alldem wusste ich nichts, als ich wieder einmal die Praxis Krombachs aufsuchte. »Gegen mich wird in Frankreich ermittelt«, teilte er mir mit, »es wird eine Verhandlung geben.«

»Oh«, sagte ich erstaunt, davon hatte ich nichts gehört.

»Sind Sie als Zeugin geladen?«, fragte er.

»Nein«, antwortete ich. »Die deutsche Polizei hat mich nie zu diesem Vorfall befragt.«

Das war das letzte Mal, dass ich mit Krombach sprach. Zu meinem Entsetzen gestand mir meine älteste Tochter eines Tages, als die Geschichte durch die Medien ging, eine prekäre Situation mit ihm. Sie hatte einige Jahre vor Kalinkas Tod seine Praxis wegen einer Magenuntersuchung besucht. Dabei hatte er darauf bestanden, dass sie Shirt und BH auszog und mit nacktem Oberkörper vor ihm stand, während er hinter seinem Schreibtisch eine Hand am Schritt hatte. Sie war zu der Zeit 13 oder 14 Jahre alt gewesen. Daraufhin wechselte ich sofort den Arzt.

Damals hätte ich es nie für möglich gehalten, dass ich einmal als Zeugin vor einem französischen Gericht gegen Krombach aussagen würde.

Ein deutsch-französischer Justizkrimi

1995 wurde Krombach in Abwesenheit von einem französischen Gericht zu 15 Jahren Haft und in einem anschließenden Zivilprozess zu 350.000 Francs Geldstrafe verurteilt. Begründet wurde das Urteil damit, »dass sich aus den Verfahrensakten der Beweis dafür ergibt, dass der Angeklagte schuldig ist, in der Nacht vom 9. zum 10. Juli 1982 in Lindau (Deutschland) vorsätzlich eine gewaltsame Nötigung gegen die Person der Kalinka Bamberski, einer französischen Staatsangehörigen, ausgeübt hat, welche Gewaltanwendung, ohne dass dies beabsichtigt gewesen wäre, den Tod herbeiführte«[1]. Da der Angeklagte beim Prozess nicht anwesend war, ließ das Schwurgericht keine Verteidigung zu.

Krombach selbst wies jegliche Vorwürfe von sich. Er erklärte gegenüber der *Schwäbischen Zeitung:* »Das Mädchen hat an Blutarmut gelitten; die besagte Injektion war eine von vielen im Laufe einer längeren Zeitspanne.« Die Anschuldigungen bezeichnete er »als einen Racheakt des Ex-Mannes gegen seine Frau«[2].

Seine Haftstrafe musste Krombach nicht antreten, in Deutschland galt er als unschuldig. Von der deutschen Justiz wurde das französische Urteil nicht anerkannt, da es in Abwesenheit des Angeklagten ergangen war. Die Auslieferung des Arztes wurde mehrfach abgelehnt. Krombach lebte weiter in Lindau und übte seinen Beruf aus.

1997 verurteilte das Landgericht Kempten Krombach wegen sexuellen Missbrauchs einer 16-jährigen Patientin zu zwei Jahren Haft auf Bewährung und zwei Jahren Berufsverbot. Der Mediziner gab zwar zu, mit seiner Patientin sexuellen Kontakt gehabt zu haben, gezwungen habe er sie aber nicht. Nach Informationen der *Schwäbischen Zeitung* meldeten sich bei der

---

1 *Schwäbische Zeitung* vom 22. März 1997.
2 Ebd.

Kriminalpolizei fünf weitere Frauen, die der Arzt missbraucht haben soll. Zum Teil waren die Fälle aber schon verjährt oder es handelte sich lediglich um straffreie Belästigungen.

André Bamberski kämpfte weiter um Gerechtigkeit. Als die Vorfälle zu verjähren drohten, wurde er selbst straffällig, er griff zur Selbstjustiz. Er heuerte zwei Kriminelle an, die Krombach im Oktober 2009 aus seinem Haus entführten und ihn nach Frankreich verschleppten. Der gefesselte Arzt wurde vor dem Justizgebäude im Elsass abgelegt. Da noch immer ein gültiger Strafbefehl gegen Krombach vorlag, wurde der Fall Kalinka in Frankreich neu aufgerollt. Bamberski selbst wurde 2014 wegen der Entführung zu einer Bewährungsstrafe von einem Jahr verurteilt. Das milde Urteil wurde damit begründet, dass ein Vater für seine getötete Tochter gehandelt habe und gegen sein Opfer keine übermäßige Gewalt angewendet worden war.

Krombach saß in einer Haftanstalt bei Paris und erwartete wegen der Tötung Kalinkas einen neuen Prozess vor einem Schwurgericht. Die Presse stürzte sich auf das Thema. Monatelang beherrschte der mysteriöse Fall die Schlagzeilen. Alle großen Zeitungen in Deutschland und Frankreich berichteten über die Ereignisse. Auch ich verfolgte die Berichterstattung aufmerksam. In der *Lindauer Zeitung* las ich, dass für den bevorstehenden Prozess Zeugen gesucht wurden. Mensch, da hast du doch auch was zu sagen, überlegte ich und rief in der Redaktion an. Dort wurde mir versichert, wie wichtig meine Aussage sei. Man wolle sich mit der französischen Justiz in Verbindung setzen und alles Weitere in die Wege leiten.

Schließlich wurde mir die Zeugenvorladung vor dem Schwurgericht in Paris zugestellt. Zeitgleich erhielt ich die schockierende Diagnose, dass ich an Krebs erkrankt war. Um den Gebärmutterkrebs im fortgeschrittenen Stadium zu bekämpfen, waren eine sofortige Operation und eine anschließende Chemotherapie und Bestrahlungen unvermeidlich. Es war ein absoluter Albtraum für mich, und ich verschwendete keinen Gedanken mehr an den Gerichtsprozess. Ich rief bei der *Lindauer Zeitung* an und bat, den Termin für mich abzusagen.

Am 29. März 2011 sollte der Prozess gegen Krombach eigentlich eröffnet werden. Wegen seiner gesundheitlichen Probleme wurde er ausgesetzt, und so ging ein halbes Jahr später eine weitere Ladungszustellung bei mir ein.

Als Zeugin in Paris

Diesmal wollte ich unbedingt bei der Verhandlung dabei sein, obwohl die Reise eine erhebliche Belastung für mich darstellte. Eine schwere Operation, Bestrahlungen und eine sechsmonatige Chemotherapie lagen hinter mir, mit allen Nebenwirkungen, die man kennt. Nach den ersten Behandlungen fielen mir die Haare in Büscheln aus, dazu kamen Übelkeit und Erbrechen. Ich fühlte mich entkräftet und wusste nicht, ob und wie ich diese Fahrt allein, noch dazu ohne Französischkenntnisse, bewältigen sollte. Doch mein Rotkreuzler-Netzwerk kam mir zu Hilfe. Ein Franzose, der ehrenamtlich beim BRK tätig war, erklärte sich bereit, mich zu begleiten, mich zu unterstützen und gegebenenfalls zu übersetzen. Also packte ich meinen Koffer, setzte mir meine Perücke auf und bestieg mit dem netten Franzosen den Zug nach Paris. Der französische Staat übernahm unsere Reisekosten.

Am 4. Oktober 2011 um elf Uhr dreißig betrat ich den Saal des Schwurgerichts. Man kann sich vorstellen, wie nervös ich war. Es war ein Riesenprozess, und es war das erste Mal überhaupt, dass ich vor einem Gericht aussagte – ganz zu schweigen davon, dass ich mich in einem fremden Land befand und der Sprache nicht mächtig war. Der Zuschauerraum war voll besetzt. Unter den Anwesenden erkannte ich Krombachs Tochter aus erster Ehe. Er selbst saß abgeschirmt hinter einer dicken Glaswand. Ich versuchte, mich auf das Bevorstehende zu konzentrieren und jeglichen Blickkontakt zu vermeiden.

Ich sah mich einer langen Reihe von Richtern, Beisitzern, Strafverteidigern und Geschworenen gegenüber. Zuerst wurde ich vereidigt und darauf verpflichtet, die Wahrheit zu sagen. Die Vorsitzende Richterin bat mich, die rechte Hand zu heben, und ich sagte: »Ich schwöre.« Ich sprach deutsch, ansonsten lief alles in französischer Sprache ab, ein Dolmetscher übersetzte. Die Vernehmung begann mit Fragen zu meiner Person, also Name, Alter, Beruf, Wohnort und Familienstand. Dann wurde ich gebeten, zur Sache auszusagen. »Frau Mayer, schildern Sie uns doch bitte, was genau Sie an jenem 10. Juli 1982 erlebt haben, als Sie am Einsatzort ankamen«, forderte mich die Vorsitzende in freundlichem Ton auf.

Ich versuchte, wirklich nur das zu sagen, an das ich mich ganz sicher erinnern konnte: »Es war ungefähr zehn Uhr morgens, als wir eintrafen. Wir waren noch vor dem Notarzt vor Ort und bereiteten uns auf eine Reanimierung vor, da die Leitstelle eine bewusstlose Person gemeldet hatte«, sagte ich und holte einmal tief Luft. »Das Mädchen musste aber schon länger tot gewesen sein, denn die Leichenstarre war bereits eingetreten. Ich fand es merkwürdig, dass in der Armbeuge des Mädchens eine Spritze steckte. Auf meine Frage, ob Krombach ihr ein Reanimationsmedikament gespritzt habe, sagte er, er habe ihr eine Calciumspritze gegeben. Also, ich fand es auch eigenartig, dass Krombach als Arzt den Rettungsdienst rief und bei unserem Eintreffen meinte, es sei vielleicht schon zu spät, obwohl es offensichtlich war, dass Kalinka schon stundenlang tot war.«

»Möchten Sie noch etwas äußern?«, fragte die Vorsitzende.

»Ja«, sagte ich. »Ich glaube nicht, dass er das Mädchen umbringen wollte, aber ich glaube, ihm ist ein Fehler unterlaufen. Er wird sie wohl betäubt haben, um sie zu missbrauchen, und wahrscheinlich hat sie die Dosierung nicht vertragen. So kann ich mir das vorstellen.«

Am Ende der Vernehmung wurden mir meine Angaben vorgelesen. Die Vorsitzende fragte: »Ist alles so richtig?«.

»Ja«, sagte ich und unterzeichnete meine Aussage. Daraufhin musste ich den Saal verlassen.

Nach der Gerichtsverhandlung trat Krombachs Tochter aus erster Ehe auf mich zu. »Sie sind doch auch zu ihm in die Praxis gekommen«, sagte sie zu mir.

»Aber nur als Patientin«, antwortete ich. Ich sah ihr an, wie enttäuscht sie war. Sicher hatte sie gehofft, dass ich zugunsten ihres Vaters aussagen würde. Aber ich hatte mich an die Wahrheit gehalten.

»Meinem Vater geht es sehr schlecht, er leidet unter den Haftbedingungen.«

»Schade«, sagte ich. In Wahrheit dachte ich: Ein Gefängnis ist kein Hotel. Ich konnte kein Mitleid mit diesem Mann empfinden.

Auch André Bamberski kam zu mir, ein sympathischer, etwas unscheinbarer Mann. Mein Dolmetscher übersetzte unser Gespräch.

»Vielen Dank«, sagte er, »dass Sie den weiten Weg auf sich genommen haben, um auszusagen. Ich weiß, dass es Ihnen gesundheitlich nicht gut geht.«

»Ich fand es wichtig, heute hier dabei zu sein«, antwortete ich.

»Wissen Sie eigentlich, dass Krombach die Leiche meiner Tochter einäschern lassen wollte? Ich habe es gerade noch verhindern können.«

»Nein«, sagte ich, »das wusste ich nicht.« Weiter konnten wir nicht sprechen, denn er wurde von Journalisten bestürmt.

Am 23. Oktober 2011 verurteilte das Schwurgericht in Paris Dr. Krombach wegen Tötung seiner französischen Stieftochter zu 15 Jahren Haft. Er wurde der vorsätzlichen Körperverletzung mit Todesfolge für schuldig befunden. Die Verteidigung kündigte umgehend Berufung an, und das Ganze wiederholte sich.

Ein Jahr später reisten mein Begleiter und ich noch einmal nach Frankreich. Ich hatte es geschafft, meine schwere Krankheit zu überwinden, und diesmal fuhr ich gestärkt Richtung Paris. Am 27. November 2012 wurde ich vor dem Großinstanzgericht Tribunal de Grande Instance de Créteil im Département Val-de-Marne bei Paris befragt, dem höchsten französischen Gericht. Vor drei Richtern und neun Geschworenen machte ich meine Zeugenaussage. Das Berufungsgericht bestätigte das Urteil der ersten Instanz. Es befand, Krombach habe Kalinka sexuell missbraucht oder missbrauchen wollen und ihr eine tödliche Spritze gegeben. Der Tod sei aber nicht absichtlich herbeigeführt worden. Krombach blieb in Haft.

Kalinkas Schicksal berührte viele Menschen. In Frankreich wurde Bamberski zum Helden. Sein Streben nach Gerechtigkeit konnten viele nachempfinden. Auch ich bewunderte den Mut dieses Mannes. Dass er vor einer Straftat nicht zurückschreckte und Krombach nach Frankreich entführte, war für mich unter den gegebenen Umständen nachvollziehbar.

Bald nach der zweiten Gerichtsverhandlung meldete sich ein französisches Filmteam bei mir und fragte an, ob es mich interviewen dürfe. Ich sagte zu, aber unter der Bedingung, dass die Filmleute zu mir nach Lindau kommen. Leider wurde der Bericht in Deutschland nicht ausgestrahlt.

Verfilmt

Mehr als dreißig Jahre lang beschäftigte das Justizdrama um den Tod Kalinkas deutsche und französische Gerichte und die Öffentlichkeit. Die Geschichte war so spektakulär, dass sie von einer deutsch-französischen Produktion verfilmt wurde. Wer im Herbst 2014 auf der Lindauer Insel durch die malerischen Gassen schlenderte, blieb verwundert stehen, denn hier wurden viele Szenen des Filmes gedreht. Die Kinopremiere von *Im Namen meiner Tochter – Der Fall Kalinka*, die zwei Jahre später, am 20. Oktober 2016 in Lindau gefeiert wurde, wollte ich unbedingt miterleben.

Im Foyer des Lindauer Parktheaters sprach mich der Betreiber des Kinos, ein Bekannter von mir, an: »Hast du den Krombach auch gekannt?«, fragte er.

»Na klar«, sagte ich. »Ich arbeitete damals im Rettungsdienst und war als Erste vor Ort.«

»Was?«, staunte er. »In dem Fall reserviere ich dir einen vorderen Platz.«

Sofort war ich von Journalisten umzingelt, die mich nach meinen Erinnerungen befragten. Ich wurde gebeten, als Zeitzeugin nach dem Film sitzen zu bleiben und bei der anschließenden Podiumsdiskussion mitzuwirken.

Der Kinosaal war voll besetzt mit Produzenten, Filmleuten, Reportern und Lindauer Gästen. Wir alle hatten wahrscheinlich in den 1980er-Jahren den unfassbaren Kriminalfall in den Nachrichten mitverfolgt. Ich fand den Film sehr bewegend und emotional. Da kam alles wieder hoch. Von vielen Ereignissen, die der Film wiedergab, hatte ich nichts gewusst.

Nach dem Abspann blieb es erst ruhig, bis anhaltender Applaus einsetzte. Danach begann eine lebhafte Diskussion. Einige Zuschauer empörten sich über die vielen Ungereimtheiten. Ein Mann fragte: »Wie kann es sein, dass Krombach bei der Obduktion anwesend sein durfte?«

»Warum sind ihre Genitalien verschwunden?«, wunderte sich einer der Gäste.

Eine ehemalige Arzthelferin, die lange bei Krombach in der Praxis beschäftigt gewesen war, beschrieb ihn als Halbgott in Weiß, ausgesprochen charismatisch und attraktiv. Ich kann das nur bestätigen.

Auch ich fasste mir ein Herz und stand auf. »Der Film hat mich sehr aufgewühlt«, sagte ich, und dann berichtete ich dem Lindauer Kinopublikum von meinen Beobachtungen und davon, wie seltsam mir Krombachs Verhalten vorgekommen war.

Das war nicht das letzte Mal, dass ich Rede und Antwort stand. Am 28. Mai 2019 bekam ich erneut Besuch von einem französischen Fernsehteam aus Paris. Es waren vier Personen, zwei Kameramänner, eine Reporterin und eine Übersetzerin. Sie wollten eine Reportage über Krombach drehen und interviewten mich zwei Stunden lang bei mir zu Hause in meinem Wohnzimmer. Die Journalistin stellte mir viele Fragen, und ich schilderte nochmals die damaligen Ereignisse. Zum Schluss fragte sie mich: »Waren Sie aufgeregt, als Sie im Prozess gegen Krombach vor dem höchsten französischen Gericht als Zeuge ausgesagt haben?«

»Ja«, habe ich geantwortet, »sehr.«

»Krombach muss bis 2022 seine Strafe im Gefängnis absitzen«, meinte sie. »Er ist jetzt 84 Jahre alt, und gesundheitlich geht es ihm nicht gut. Wir haben auch bei ihm um ein Interview angefragt, aber noch keine Zusage erhalten.«

Bereits ein Jahr nach diesem Gespräch, im Februar 2020, wurde Krombach aus gesundheitlichen Gründen vorzeitig aus der Haft entlassen und kehrte nach Deutschland zurück. Hätte er seine Strafe vollständig abgesessen, wäre er erst 2026 mit 91 Jahren freigekommen. Knapp sieben Monate nach seiner Entlassung war Krombach tot. Er starb am 12. September 2020 im Alter von 85 Jahren in einem niedersächsischen Seniorenheim.

Es ist kaum zu glauben, dass das Medieninteresse auch nach Krombachs Tod nicht abriss. Am 22. Mai 2021 war wieder einmal ein Filmteam – diesmal aus London – bei uns zu Gast. Schon Wochen vor diesem Termin hatte eine Angestellte der Filmgesellschaft mit mir Kontakt aufgenommen und alles Nähere besprochen. Drehort war wieder unser Wohnzimmer. Diesmal war es anders, viel aufwendiger. Pünktlich um zehn Uhr morgens hielt ein großer Truck mit dem Equipment vor unserem Haus. Den Aufwand kann man sich gar nicht vorstellen. Allein drei Stunden benötigte die Crew zum Aufbau der Kameras und der Lichttechnik. Das Team bestand aus zehn Personen, darunter auch zwei Dolmetscher. Alle waren freundlich und nett. Alles war coronakonform, die komplette Crew war durchgeimpft, jeder trug eine Maske, und ausreichend Desinfektionsmittel standen bereit. Während ich auf den Dreh wartete, wurde ich über den Ablauf informiert. Endlich war es so weit, und meine Anspannung stieg. Ich nahm am Tisch vor dem Fenster Platz. Eine Klappe gab es nicht, aber jemand rief: »Achtung, Aufnahme!« Jetzt durfte nicht mehr gestört werden. Manchmal musste eine kurze Einstellung mit wenigen Sätzen nachgedreht werden, weil ich mich versprach oder es stimmte mal wieder etwas mit der Beleuchtung nicht. Das war auf jeden Fall eine Herausforderung für mich – ich musste über Stunden konzentriert bleiben. Zwischen den Aufnahmen wurde das Make-up kontrolliert und nachgepudert. Es wurden die üblichen Fragen gestellt: »Wie war das, als Sie am Einsatzort ankamen?« Gegen Ende wurde ich gefragt: »Denken Sie, dass Krombach schuldig war?«

Darauf wollte ich mich nicht einlassen. »Ich kann nur sagen, was ich weiß«, antwortete ich.

Um fünf Uhr nachmittags war Drehschluss, und alles wurde wieder aufgeräumt. Zu guter Letzt wollten sie sogar noch durchwischen. »Nein«, meinte ich, »das muss nicht sein, das machen wir selbst.«

Aufgeregt war ich an dem Tag nicht, aber hinterher sehr erschöpft. Die Dokumentation über Krombach soll voraussichtlich im Januar 2022 ausgestrahlt werden.

Es muss nicht immer Blaulicht sein

Anders als geplant

Ein Unfall ist schnell passiert, das wussten wir vom Rettungsdienst nur zu gut. Unzählige Male sind wir gerufen worden, um
zu helfen. Tragisch sind Unfälle immer, besonders aber wenn
die Patientin, die man eigentlich nach Hause bringen wollte,
dabei erheblich verletzt wird.

Eines Tages fragte der Wachleiter Wolli und mich, ob wir bereit wären, eine Tour nach Berlin zu übernehmen. Das war im
Juni 1988. Eigentlich eine schöne Reise, einmal quer durch
Deutschland, doch diese war im wahrsten Sinne des Wortes
grenzwertig. Es sollte nach Ost-Berlin gehen, zu der Zeit gab
es ja die DDR noch.

»Ja, natürlich«, sagten wir und nickten zustimmend.

»Prima«, meinte der Wachleiter, »allerdings gibt es einiges
zu beachten«, ließ er uns wissen. »Noch vor dem Grenzüber-
gang Rudolphstein/Hirschberg müsst ihr den Funk ausbauen,
das ist Vorschrift.«

»Gut«, meinte Wolli. »Kein Problem.«

»Denkt daran, in der DDR darf man höchstens hundert
Stundenkilometer fahren. Ihr wollt sicherlich nicht von der
Volkspolizei gestoppt werden und eine horrende Strafe zah-
len. Auch beim unerlaubten Verlassen der Autobahn droht ein
Strafgeld. Unterwegs anhalten ist streng verboten. Rasten
dürft ihr nur an den Transitraststätten.«

»Verstehe«, sagte ich und nickte.

»Am Zoll wird es dauern, die Pässe werden sicher mehrfach kontrolliert, und ihr müsst angeben, was ihr mitführt«,
ergänzte der Wachleiter und überreichte uns den Papierkram.

»Wir werden unser Bestes geben.«

Es war ein wunderschöner Sommertag – blauer Himmel und klare Luft –, als wir früh am nächsten Morgen mit dem Krankentransportwagen ins Krankenhaus fuhren. Um acht betraten wir das Krankenzimmer.

»Guten Morgen«, grüßten wir und rollten die Trage neben das Bett der Patientin. »Wir werden Sie jetzt nach Hause bringen.«

Die Patientin war eine stämmige Frau mit grauem, naturkrausem Haar. Sie war Anfang fünfzig und an beiden Beinen amputiert.

»Ja, danke«, sagte ihre Mutter, die sie begleitete. »Nett von Ihnen.«

Vorsichtig lagerten wir die Patientin auf die Trage um und schnallten sie fest, während ihre Mutter neben uns stand und wartete. Gemeinsam fuhren wir mit dem Aufzug nach unten. Am Krankentransportwagen öffneten wir die Heckklappe und brachten sie ordnungsgemäß gesichert unter. Da die Frau keine medizinische Versorgung brauchte, nahm die Mutter den Platz neben ihr ein. Ein Schiebefenster zum Behandlungsraum war vorhanden, um während der Fahrt die Betreuung sicherzustellen. Sollte es zu Komplikationen kommen, würden wir sofort anhalten.

»Was ist mit dem Gepäck?«, fragte der Krankenpfleger, der uns nach unten begleitet hatte, und reichte uns zwei Koffer. Koffer, Tüten und Taschen mussten sicher verstaut werden, sonst durften sie nicht mitgenommen werden. Wir fixierten das Gepäck mit Gurten. Ich machte es mir auf dem Beifahrersitz bequem. Mein Blick schweifte nach hinten durch das Fenster, als Wolli den Motor anließ und losfuhr. Soweit ich sehen konnte, ging es den beiden Insassinnen gut. Wir fuhren über Landstraßen bis nach Ulm und dort auf die A96 Richtung

München. Die Sonne schien durch die Autoscheibe, und wir klappten die Blenden herunter. »Das ist doch genau das Wetter, das man sich für eine lange Fahrt wünscht«, sagte Wolli, während sattgrüne Wiesen und braune Kühe an uns vorbeizogen.

»Warst du schon einmal auf der Transitstrecke unterwegs?«, fragte ich.

»Ja«, erwiderte er. »Auf der alten Betonplattenautobahn werden unsere Fahrgäste ordentlich durchgeschüttelt werden. Bei den Schlaglöchern müssen wir auch aufpassen.«

Das sind ja schöne Aussichten, dachte ich.

In München staute sich der Verkehr. Im Schritttempo rollten wir dahin. Es war Rushhour, und wir mussten quer durch die Stadt. Neben kleinen Fahrzeugen standen wuchtige Lastwagen und große Sattelschlepper. Langsam setzte sich der Verkehr in Bewegung und kam nach nur einigen Metern wieder zum Erliegen. Nichts ging voran.

»Das wird uns Zeit kosten«, sagte Wolli.

»Sieht ganz danach aus«, stimmte ich ihm zu und seufzte. Etwa sechshundert Kilometer Wegstrecke standen uns noch bevor.

Nach zwanzig Minuten rollten wir auf die Donnersbergerbrücke zu, als der Verkehr erneut zum Stillstand kam. Wolli bremste. Im nächsten Moment krachte es ordentlich. Alles ging so wahnsinnig schnell: grell quietschende Reifen, dann ein dumpfer Knall. Glasscheiben zersprangen, und eine Frau schrie auf. Ein Lkw war von hinten ungebremst auf uns geprallt. Mein Kopf wurde ruckartig vor und nach hinten gerissen, und ich spürte einen scharfen Schmerz im Nacken. Das war für uns völlig unvorhersehbar und ein ziemlicher Schock. Stumm vor Entsetzen schauten wir uns an. Wir brauchten ein paar Sekunden, um uns zu ordnen.

»Bist du verletzt?«, fragte Wolli besorgt.

»Nur mein Nacken«, sagte ich und biss die Zähne zusammen. »Und du?«

»Mir fehlt nichts.« Obwohl Wolli unverletzt war, wirkte er erschüttert. Er schaute nach hinten. »Ist Ihnen was passiert?«

»Meine Tochter«, wimmerte die Frau.

»Oh, verdammt«, murmelte Wolli, schaltete die Warnblinkanlage an und setzte über Funk einen Notruf ab.

Kreidebleich stiegen wir aus. Mir war speiübel. Das ist nur der Schock, redete ich mir ein, gleichzeitig machte ich mir bereits Gedanken, hoffentlich waren die Patientin und ihre Mutter nicht schwer verletzt.

Wolli war schnell in den Behandlungsraum geklettert, er packte den Arm der Mutter und zog sie aus dem Wagen. »Kommen Sie«, sagte er, »ich bringe Sie hier raus.«

»Wie geht es Ihnen«, fragte ich, während Wolli wieder in den KTW stieg, um sich um die Patientin zu kümmern.

»Gut.« Sie war weiß im Gesicht und umklammerte ihre Handtasche wie eine Rettungsweste.

»Sind Sie sicher?« Offensichtlich war sie mit leichten Blessuren davongekommen. Auf den ersten Blick hatte sie aber mindestens einen Unfallschock erlitten. Ich half ihr, sich zu beruhigen, indem ich mich selbst gelassen gab, doch in Wahrheit war ich aufgewühlt und hatte alle Mühe, es mir nicht anmerken zu lassen.

Bald schon waren Sirenen aus mehreren Richtungen zu hören. Am Unfallort trafen verschiedene Einsatzkräfte aufeinander. Drei Rettungswagen, ein Polizeiwagen und ein Notarztfahrzeug erreichten uns in kurzen Abständen. Ich war noch ganz benommen von dem Crash. Das Einzige, was ich registrierte, war, dass jetzt lauter Dinge geschahen, auf die ich keinen

Einfluss hatte. Ein Sanitäter führte die Mutter zu einem der Rettungswagen. Ein Schock konnte schwerwiegende Folgen für den Körper haben. Er kann dazu führen, dass der Patient etwaige Schmerzen gar nicht bemerkt, deshalb musste der Sanitäter die Frau genau untersuchen.

Ein anderer Sanitäter legte mir eine Halskrause zur Stabilisierung meines schmerzenden Nackens an. »Du kennst das, ich muss deine Halswirbelsäule ruhigstellen.«

Im nächsten Moment saß ich ebenfalls in einem Rettungswagen. Als ich zurückblickte, sah ich, wie unsere Patientin aus dem zerstörten KTW gehoben wurde.

Wir wurden alle in umliegende Krankenhäuser gebracht. Wolli und ich warteten in der Notaufnahme auf meine Behandlung. »Hat es unsere Patientin schwer erwischt?«, fragte ich vorsichtig.

»Sieht ganz danach aus.«

»Das tut mir leid.«

Wolli seufzte. »Zum Glück war es nicht meine Schuld«, meinte er. »Der Lkw-Fahrer hat gegenüber der Polizei ausgesagt, er habe das Stauende übersehen, da er von der Sonne geblendet worden sei.«

Ich bekam ein Schmerzmittel und die Versicherung, dass das Schleudertrauma trotz der heftigen Schmerzen harmlos war. Allmählich fühlte ich mich besser. Besonders leid tat mir die Patientin, die bei der Wucht des Aufpralls durch die angelegten Gurte gerutscht war und dadurch schwere Verletzungen erlitten hatte. Wir erfuhren allerdings nicht, wie sie den Unfall überstanden hatte.

Unser demolierter Krankentransportwagen war nicht mehr fahrbereit und musste von einem Bergeunternehmen abgeschleppt werden. Der Sachschaden war hoch. Noch am selben Tag holte uns ein Kollege aus Lindau ab. »Kommt«, sagte er. »Ich bringe euch jetzt nach Hause.«

»Ich muss zugeben, das war schon eine Erfahrung der besonderen Art, die ich nicht so schnell wieder brauche«, sagte ich und zurrte meinen Sicherheitsgurt fest. Das war das erste und letzte Mal, dass ich mit einem Einsatzfahrzeug in einen Verkehrsunfall verwickelt war. Die polizeilichen Ermittlungen ergaben, dass der Lkw-Fahrer voll schuld war. Ausschlaggebend für die Kollision dürfte die starke Sonneneinstrahlung gewesen sein. Er hatte einfach falsch reagiert.

In den nächsten Tagen erholte ich mich von den Folgen des Crashs. Fahrten im Krankentransportwagen absolvierte ich danach weiterhin. Sie boten eine willkommene Abwechslung zur stressigen Arbeit auf dem Rettungswagen, wo die Notfälle transportiert wurden. Deshalb war ich stets begeistert, wenn ich zu einer Fernfahrt aufbrechen durfte.

Mit dem Krankentransportwagen auf Achse

Der Rettungswagen darf keine Krankentransporte übernehmen. Immer wenn kein akuter Notfall vorlag, aber verletzte oder erkrankte Patienten befördert werden mussten, kam der Krankentransportwagen zum Einsatz. Er war genauso bestückt wie der RTW. Ebenso wie eine tragbare Notfallausrüstung, Sauerstoffanlage und eine Absaugpumpe waren natürlich auch ein EKG und ein Defibrillator vorhanden. Medikamente gab es in dem Fahrzeug allerdings nicht. Benötigte ein Patient dringend Medikamente oder eine Infusion, mussten wir den Notarzt rufen. Im Inneren des Fahrzeugs befand sich mittig eine Krankentrage, daneben einige Schubladen mit unterschiedlichen Aufschriften. Die Fenster waren zugeklebt. Sobald man sich bewegte, wackelte das komplette Fahrzeug. Nur selten verwendeten wir Blaulicht und Sirene, bei den Krankentransporten gab es meist keinen Anlass für große Eile.

Von der ersten Stunde an war ich gern mit dem KTW im Einsatz, und auch dort bekam ich so einige Schicksale mit. Gerade ältere Patienten erzählten bereitwillig aus ihrem Leben, nicht alle hatten Angehörige, die sie begleiteten oder auf sie warteten. Natürlich ließ ich mich auf nette Unterhaltungen ein, nur bei hohem Verkehrsaufkommen wurde es schwierig. Spätestens wenn man im Stau stand, ging auch mir der Gesprächsstoff aus.

Im Sommer konnte es anstrengend werden, wenn die Sonne auf die Windschutzscheibe knallte und der KTW sich langsam aufheizte. Kein Wunder, dass die Patienten, die hinten auf der Transportliege festgeschnallt waren, ordentlich ins Schwitzen kamen. Natürlich legten wir dann Zwischenstopps ein, auch für den Fahrerwechsel oder wenn der Patient ein dringendes Bedürfnis verspürte. Waren die Entfernungen sehr weit, übernachteten wir unterwegs – aber nur wenn der Patient schon an Ort und Stelle übergeben worden war.

Viele ältere Patienten kehrten in leere Wohnungen zurück. Das waren traurige Momente, aber das Schöne war, dass es gerade diese Menschen waren, die einem die Hilfe von Herzen dankten. Meistens mit einem freundlichen Lächeln, einem festen Händedruck oder mit Dankesschreiben.

Im Oktober 1984 erhielt ich einen Brief, der an Frau Meier beim Bayr. Roten Kreuz Lindau/B adressiert war und über den ich mich sehr freute.

Liebe Frau Meier!
Ich weiß zwar nicht, wie Sie sich richtig schreiben, aber
ich nehme an, daß das Brieflein Sie schon erreichen wird.
Ich möchte mich bei Ihnen für den reibungslosen Heim-
transport von Nizza nach Lindau u. Ihre Betreuung
recht herzlich bedanken und Grüße Sie freundlich.
Ihre L.B.

Wie vieles andere habe ich den Brief bis heute aufbewahrt.
In einem silbernen Aluminiumkoffer ruhen neben Urkunden
und anderen Dokumenten noch einige Ansichtskarten, denn
ich kam mit dem Krankentransportwagen viel herum. Ich war
in Nizza, Hamburg, Lourdes, Brüssel und anderen Städten.
Natürlich immer gemeinsam mit einem Kollegen, das war
Pflicht, falls ein Patient unterwegs medizinische Betreuung
brauchte. Abgesehen davon hätte ich den Job gar nicht allein
machen können, es gab Patienten, die getragen werden mussten. Da die Orte oft Hunderte von Kilometern entfernt lagen,
verbrachten wir viel Zeit im Auto.

Der Patiententransport von Brüssel ins Allgäu kommt mir in
den Sinn. Er wurde von einem Arzt privat organisiert. Wir bekamen den Auftrag, eine Verwandte von ihm in der belgischen
Hauptstadt abzuholen und ins Lindenberger Krankenhaus
zu bringen, weil sie sich dort operieren lassen wollte. Ein Ver-
wandter von ihr war dort Chefarzt. Das wurde unter der Hand
geregelt, wahrscheinlich weil die Kosten von keiner Krankenkasse übernommen wurden. Der Mann dieser Patientin war in
Belgien ein bekannter Politiker.

Gemeinsam mit einem Kollegen fuhren wir die 730 Kilometer
nach Brüssel. Dort wurden wir bei der Familie der Patientin

einquartiert. Sie empfing uns dankbar und revanchierte sich mit ihrer Gastfreundschaft und einer Besichtigungstour durch Brüssel. Und dennoch ging es der Familie ums Geld. Ein regulärer Krankentransport hätte viel mehr gekostet – wir waren ehrenamtlich unterwegs. Das fand ich krass. »Da sieht man mal wieder, wie wichtig Beziehungen sind«, sagte ich zu meinem Kollegen.

Wir blieben eine Nacht in Brüssel und brachten die Patientin am nächsten Tag wohlbehalten ins Allgäu. Letzten Endes kam es doch darauf an.

Bei meinen Schichten auf dem Krankentransportwagen konnte es auch zu unangenehmen Situationen kommen. In Heimenkirch, einem kleinen Ort im Herzen des Westallgäus, gab es einen Arzt, der sich auf Kniegelenk- und Hüftoperationen spezialisiert hatte und weit über den Landkreis hinaus bekannt war. Die regelmäßigen Operationen wurden immer am Mittwoch durchgeführt. Deshalb wurden wir vom Rettungsdienst mit dem Krankentransportwagen hingeschickt, um die frisch operierten Patienten abzuholen und in das Elisabethenheim auf der Lindauer Insel zu überführen, wo der Arzt seine Belegbetten hatte.

Schon auf der Rettungswache bauten wir den KTW so um, dass wir zwei Tragen hineinbekamen. Die meisten Patienten kamen von weit her, um sich operieren zu lassen, und hatten entsprechend viel Gepäck dabei. Oft waren wir bis unters Dach vollgeladen, sodass sich mein Kollege nur mit Mühe auf seinen Sitz im Patientenraum zwängen konnte. Selbst vorn im Fahrerraum quetschten wir noch die eine oder andere Reisetasche mit rein. Schnell fahren konnte ich mit den frisch operierten Patienten nicht, dennoch schaukelte es im Krankentransportwagen heftig. Da hatten wir stets ein paar Spuckbeutel mehr im Wagen.

Eines Tages holten wir eine einzelne Patientin aus der Praxis ab. Auf der Fahrt ins rund 25 Kilometer entfernte Lindau war alles im grünen Bereich. Als wir das Krankenhaus erreichten, öffneten wir die Hecktüren und beförderten die Trage mit der Patientin nach draußen.

»Ich glaube, mir wird schlecht«, stöhnte die Frau plötzlich.

»Die wird gleich spucken«, sagte Heinz zu mir. »Schnell eine Spucktüte!«.

Genau in dem Moment erbrach die Patientin ihren Mageninhalt in einem Schwall. Geistesgegenwärtig riss ihr Heinz noch den Pullover hoch, in dem sich nun das Erbrochene sammelte.

»Ich kann das nicht sehen«, sagte ich und drehte mich weg, während es mich schon würgte.

»Setzt dich in den Wagen, ich mach das schon«, sagte Heinz gutmütig, holte die Absaugpumpe und säuberte die Patientin notdürftig, wobei er beruhigend auf sie einsprach.

Als wir auf der Wache zurück waren, reinigten wir das Fahrzeug und spritzten das Tragegestell mit dem Schlauch ab. Zum Glück roch es nicht mehr unangenehm. Ich beneidete das Krankenhauspersonal nicht um das Säubern der armen Patientin.

Parlez-vous français?

An einem Montagabend sprach mich der Wachleiter vor dem wöchentlichen Unterricht an: »Waldi, ich habe ein Problem, ich habe für Mittwoch kurzfristig eine Rückholfahrt reinbekommen, könntest du sie übernehmen?«

»Wo soll es denn hingehen?«

»Nach Nizza. Eine Patientin ist in ihrem Urlaub schwer gestürzt und soll vom dortigen Krankenhaus nach Lindau gebracht werden.«

Ich überlegte keine Sekunde und sagte sofort zu. »Ja«, sagte ich, »das kann ich gern machen.«

»Danke«, erwiderte der Wachleiter und stieß einen leisen Seufzer der Erleichterung aus. »Ein Kollege aus Lindenberg wird dich begleiten.«

Ach je, dachte ich, ausgerechnet. So sehr ich die Allgäuer Kollegen schätzte, einige waren doch eigen, besonders der dortige Wachleiter. Ich habe oft in Lindenberg aushelfen müssen. Wenn wir uns mittags in die Zimmer zurückzogen, um uns auszuruhen, läutete er Punkt dreizehn Uhr eine große Kuhglocke, und wir mussten aufstehen, auch wenn gar kein Einsatz reingekommen war. Eigentlich wäre ich viel lieber mit einem meiner Lindauer Kollegen gefahren. Bei so einer weiten Strecke wollte ich unter allen Umständen jemanden dabeihaben, mit dem ich mich gut verstand. Jetzt konnte ich nicht einfach einen Rückzieher machen, also beschloss ich, die Mitfahrt selbst zu regeln. Am gleichen Abend fragte ich Dennis, einen jungen, sehr sympathischen Kollegen, ob er mich auf der Tour nach Frankreich begleiten wollte.

Er wollte unbedingt mit und versicherte mir, dass er in der Schule Französisch gelernt habe.

Am nächsten Morgen rief ich den Lindenberger Kollegen an. »Sag mal«, sagte ich nach einer kurzen Begrüßung, »sprichst du eigentlich Französisch?«

»Nein«, antwortete er, »leider nicht.«

»Dann können wir nicht miteinander nach Frankreich fahren«, meinte ich. »Da ich es auch nicht kann, muss ich mir jemanden suchen, der die Sprache beherrscht.«

Das sah er ein. »Na, dann ein anderes Mal«, sagte er und legte auf.

Augenblicklich telefonierte ich mit dem Wachleiter. »Ich fahre morgen mit Dennis nach Nizza«, sagte ich.

»Wieso das denn?«, fragte er verblüfft.

Ich erklärte ihm den Grund dafür. Er war zwar erstaunt, hatte aber nichts dagegen. Wie hilfreich seine Sprachkenntnisse dann wirklich sein würden, erfuhren wir zwei Tage später.

Wir starteten um die Mittagszeit. Unsere Route führte uns über Chur und durch den San-Bernardino-Tunnel bis nach Mailand, wo wir einen Zwischenstopp einlegten und in einem kleinen Hotel übernachteten.

Es war sechs Uhr morgens, als wir uns am nächsten Tag schlaftrunken im Speisesaal trafen und ein Frühstück einnahmen. Bald ging es weiter. Von Genua aus über die gut ausgebaute Autobahn bis nach Nizza. Auch wenn wir die reizvollen Sehenswürdigkeiten entlang der Mittelmeerküste nicht entdecken konnten, so hatte die Strecke doch ihren Reiz. Hügellandschaften, freie Natur, kleine Bergdörfer und vor allem der unendliche Blick auf das Mittelmeer.

In Nizza angekommen, steuerten wir direkt das Krankenhaus an, das recht weit außerhalb der Innenstadt lokalisiert war. An der Anmeldung wurde ausschließlich Französisch gesprochen, niemand konnte Englisch oder gar Deutsch. Also kramte Dennis sein Schulfranzösisch zusammen und fragte nach unserer Patientin. Die Verständigung war schwierig, aber nach einer gefühlten Ewigkeit sagte Dennis: »Irgendwo im fünften Stockwerk«, und wir bestiegen den Fahrstuhl. Orientierungslos irrten wir durch die uns unbekannten Gänge. Weder fanden wir die Station noch irgendjemanden, den wir fragen konnten. Endlich bekamen wir eine Krankenschwester zu Gesicht, die uns den Weg zu unserer Abteilung zeigte.

In ihrem Krankenhauszimmer empfing uns die Patientin strahlend. »Danke, dass Sie da sind«, sagte sie. »Ich freue mich so auf zu Hause.«

Auf der Rückreise standen wir bei Genua im Stau. Der dichte Verkehr kostete Zeit, und unsere Fahrt sollte noch fünf Stunden dauern. Wir hatten uns im Vorfeld darauf geeinigt, dass eine Übernachtung mit Patientin nicht infrage kam.

»Was meinst du, machen wir das Blaulicht an?«, fragte Dennis. In Deutschland wäre das nicht erlaubt gewesen, da wir nicht im Notfalleinsatz waren, aber in Italien gab es diese Vorschrift nicht.

»Das machen hier doch alle«, meinte ich, drückte den Knopf und schlängelte mich an den wartenden Fahrzeugen vorbei.

Während der Fahrt wechselten wir uns mehrmals ab. Wieder einmal war es extrem heiß, und die geöffneten Seitenfenster verschafften keine Abkühlung. Auch für unsere Patientin war die lange Fahrt eine Tortur. Ich versuchte, sie abzulenken und verwickelte sie in nette Gespräche, wenn Dennis am Steuer saß. Dennoch war ich sehr froh, als wir spät am Abend in Lindau ankamen.

Erdbeben

Meine weiteste Tour führte mich im Sommer 1981 nach Süditalien. Diesmal war es kein Krankentransport, stattdessen fuhren wir für ein Wochenende mit dem Bus ins Erdbebengebiet bei Neapel. Italien wird immer wieder von starken Erdstößen heimgesucht. Am 23. November 1980 ereignete sich in der

Region Irpinia nördlich von Neapel eine Naturkatastrophe, die zu den schwersten in der Nachkriegsgeschichte Italiens zählte. Die Folgen des Erdbebens der Stärke 6,9 waren verheerend: Ganze Dörfer wurden dem Erdboden gleichgemacht, über 2.900 Menschen starben, unzählige wurden verletzt und obdachlos.

Bereits einen Tag später schrillten die ersten Alarmglocken bei den Hilfsorganisationen. Viele Länder boten ihre Unterstützung an. Weit gereiste Helfer kamen in die Region, in der Hoffnung, in den Trümmern Menschen zu finden, bevor sie starben – und Tote zu bergen. Auch das Bayerische Rote Kreuz beteiligte sich an den Hilfsmaßnahmen. Mitte Februar 1981 kamen aus Lindau und dem Oberallgäu 26.000 D-Mark Spenden zusammen, um ein Fertighaus für die Erdbebenopfer zu finanzieren. Die BRK-Kreisverbände stellten außerdem Personal für Führungs- und Versorgungstrupps, Bautrupps, Fahrer und Beifahrer für Lkws und Transporter zur Verfügung.

Ende August 1981 startete ein voll besetzter Bus aus Kempten und brachte Rot-Kreuz-Mitglieder in das Erdbebengebiet. Die neu gebauten Fertighäuser sollten eingeweiht werden. Das von unseren Bezirksverbänden gespendete Haus bekam den Namen Lindau, und deshalb wurden Rudi und ich vom Rettungsdienst und eine Kollegin der Frauenbereitschaft dazu eingeladen.

Ich wollte gern mitfahren, obwohl ich ahnte, dass es eine lange und strapaziöse Reise werden würde. Für die etwas über tausend Kilometer benötigten wir mehr als 15 Stunden. Auf der gut ausgebauten Autostrada fuhren wir durch Italien. Je länger wir durch den heißen Tag rollten, desto mehr schwitzten wir. Mir klebten bald die Kleider am Leib. Es gab keine

Klimaanlage, und durch die oberen Klappfenster blies nur wenig Fahrtwind herein. Damit wir die sengende Hitze im Bus irgendwie aushalten konnten, stoppte der Fahrer immer wieder kurz an Rastplätzen, zum Luft schnappen und Beine vertreten. Trotzdem war die Stimmung im Bus gut.

Bei Einbruch der Dunkelheit erreichten wir unser Ziel. Ich fühlte mich wie erschlagen, und nach einem schnellen Abendessen wollte ich nur noch ins Bett. Erst am nächsten Morgen bekamen wir die schlimmsten Auswirkungen des Erdbebens mit eigenen Augen zu sehen. Acht Monate nach dem schweren Beben wirkte die Region immer noch wie nach einem Krieg. Noch heute sehe ich die Bilder der Zerstörung vor mir, den Schutt und die Trümmer der eingestürzten Häuser. Alles war zerstört, kein Stein auf dem anderen geblieben. Die Menschen waren völlig unvorbereitet gewesen. Selbst wer vom Erdbeben verschont geblieben war, musste mit den Folgen leben. Die Versorgung war zusammengebrochen, die Menschen waren obdachlos, hatten weder Strom noch Wasser oder Gas.

Bei der Tour durch das Erdbebengebiet durchströmten mich gemischte Gefühle. Zwar war die neu bebaute Siedlung aus Fertighäusern ein hoffnungsvoller Anfang, aber in den Bergregionen lagen die Dörfer noch immer in Trümmern. Man kann sich nicht vorstellen, wie furchtbar diese Katastrophe für die Region war, die zu den ärmsten in Italien gehört.

Was man damals nur munkelte und mittlerweile weiß: Es gab neben Korruption und Vetternwirtschaft auch die Einmischung krimineller Vereinigungen. Es ist sicher nicht einfach, Hilfsgüter gerecht zu verteilen, jeder will das Maximum haben. Und es ist eine Herausforderung herauszufinden, wem ein Stück vom großen Kuchen zusteht. Nur helfen zu wollen, ist zu wenig, sicher hätte man mehr Experten gebraucht, um mit deren Hilfe die Verteilungsaktionen besser zu organisieren.

Mir bleibt der Besuch in dieser armen Gegend noch lebhaft in Erinnerung. Die neuen Häuser waren einfach und zweckmäßig, aber angesichts der vielen Obdachlosen nur ein Tropfen auf dem heißen Stein. Vielleicht hätte man es noch besser machen können.

Im Konvoi durchs Allgäu

Im Juni 1983 flatterte mir ein Einberufungsschreiben ins Haus. Eine dreitägige Großübung sollte in Bodelsberg, im Allgäu, auf dem Gelände der Bundeswehr stattfinden. Rotkreuzler aus ganz Schwaben wurden aufgerufen, an dieser Übung für einen Katastropheneinsatz teilzunehmen. Der Anmarsch folgte laut Vorschrift im geschlossenen Verband. Dabei handelte es sich um eine Kolonnenfahrt mit Einsatzfahrzeugen. Alle zum Verband gehörenden Fahrzeuge hatten an der linken Seite eine blaue Fahne, das letzte Fahrzeug war mit einer grünen Fahne versehen, damit das Ende klar zu erkennen war. Übrigens gilt verkehrsrechtlich so ein Verband als ein Fahrzeug. Ein geschlossener Verband darf komplett bei Rot über die Ampel fahren, wenn das erste Fahrzeug es noch bei Grün geschafft hat.

»Hast du Lust, die Kolonne von Lindau aus mit dem Krankentransportwagen anzuführen, Waltraud?«, fragte der Leiter Rettungsdienst, als wir bei der Lagebesprechung zusammensaßen.

»Ja, klar«, sagte ich erfreut. Das wollte ich mir nicht nehmen lassen.

»Bevor es losgeht, macht ihr euch mit der Lagerverordnung vertraut«, unterrichtete uns der Wachleiter. »Ich möchte keine Beschwerden hören.«

Als Gäste der Bundeswehr hatten wir uns an deren Vorschriften zu halten. Die Lagerordnung befindet sich noch heute gut aufbewahrt in meinem silbernen Koffer. Jeder Teilnehmer am Lager sollte sich für die allgemeine Sauberkeit und Ordnung verantwortlich fühlen. Die Lagerruhe war für jeden Tag auf vierundzwanzig Uhr festgesetzt. Während der Ausbildungszeiten galt strengstes Alkoholverbot. Die im Tagesablauf festgesetzten Zeiten für Mahlzeiten und Ausbildung waren pünktlich einzuhalten. Alle Teilnehmer sollten durch kameradschaftliches und zuvorkommendes Auftreten zum guten Ablauf der Veranstaltung beitragen. Während des Aufenthalts im Lager hatten wir den grauen Katastrophenschutzanzug mit vorgeschriebener Kopfbedeckung zu tragen.

Am Morgen des 23. Juni war es so weit. Ein bisschen stolz war ich schon, als ich mich ans Steuer des Krankentransportwagens setzte, um mit drei Kameraden unseren kleinen Konvoi aus sieben Einsatzfahrzeugen anzuführen. Die Fahrt ins rund siebzig Kilometer entfernte Bodelsberg verlief ohne Zwischenfälle, obwohl auch für mich Kolonnenfahren ungewohnt war. Die größte Schwierigkeit bestand darin, dass alle Fahrzeuge geschlossen im gleichen Tempo fuhren. Mit einem Blick in den Rückspiegel vergewisserte ich mich ab und an, dass mir noch alle Wagen folgten.

Einsatzfahrzeuge des Roten Kreuzes aus ganz Schwaben trafen in einer Sternfahrt in Kempten zusammen, um gemeinsam Bodelsberg anzusteuern. Das war schon eindrucksvoll, wie wir uns langsam durch die Stadt bewegten, alle mit Blaulicht, das sorgte für Aufmerksamkeit. Die Menschen blieben erstaunt am Straßenrand stehen, Fenster öffneten sich, und viele Kinder winkten.

Die Veranstaltung war unglaublich, ein riesiges Event. Da war richtig was los. Über sechshundert ehrenamtliche Helfer vom Roten Kreuz und Soldaten des Kemptener Sanitätsbataillons 8 nahmen an dieser besonderen Spezialausbildung teil. Es war das erste Mal in der Geschichte des schwäbischen Roten Kreuzes, dass eine Übung in dieser Größenordnung abgehalten wurde. Alle waren hoch konzentriert und mit großem Engagement im Geschehen. Insgesamt waren 16 Stationen des Roten Kreuzes und sechs Bundeswehrstationen errichtet, die sich mit alldem befassten, was passieren kann: Erste Hilfe und Versorgung von Verletzten, Rettung auf der Straße oder in schwierigem Gelände, Evakuierung, auch von gehbehinderten Personen in Rollstühlen und vieles mehr. Die Bundeswehr hatte sogar zwei OP-Säle eingerichtet, in denen wir hautnah die Vorbereitung einer Operation proben, Spritzen aufziehen oder Magenspülungen vorbereiten konnten.

Ich erinnere mich noch gut an die Zeltstadt, die aufgebaut wurde, und wie es in ihr wie in einem Ameisenhaufen wimmelte. Man brauchte einige Zeit, um sich zurechtzufinden. Männer und Frauen übernachteten natürlich streng getrennt in den Zelten. Die Feldbetten waren recht bequem, und wir konnten die Waschräume und die Toiletten der Kaserne benutzen. Selbstverständlich versorgte sich das BRK-Lager selbst. Eine Großküche wurde aufgebaut, in der einfache, aber schmackhafte Mahlzeiten zubereitet wurden.

Wir haben mit großem Einsatz alles mitgemacht, was anstand. Es war hochinteressant, und ich habe viel gelernt. Viel

Freizeit blieb bei den Übungen allerdings nicht. Abends war ich so ausgelaugt, dass ich auf meine Pritsche fiel und sofort einschlummerte. Nach drei ungewöhnlichen Tagen steuerte ich unsere Rettungswache wieder an. Ich war ziemlich erschöpft, dafür aber um einige Erfahrungen reicher.

Mehr als ein Hobby

Ein neues Domizil

Die sanitären Anlagen aus den 1960er-Jahren, das Mobiliar mit ausrangierten Stücken zusammengestellt, der Platz für Fuhrpark und Mitarbeiter schon längst zu knapp: Mitte November 1985 forderten Rotkreuzler, dass die Rettungswache endlich von der Insel heruntermüsse. Das Gebäude war dringend sanierungsbedürftig, und es war einfach zeitraubend, im hochsommerlichen Verkehr am Stau vorbei über die Seebrücke zu fahren.

Leider lehnte die Stadt Lindau den Antrag mit der Begründung ab, dass für einen Neubau einer Rettungswache auf dem Festland innerhalb der nächsten Jahre kein Geld vorhanden sei. Man behalf sich also weiter mit den gegebenen Räumlichkeiten, wobei die Bedingungen für das Nachtdienstpersonal und die Möglichkeiten, sich tagsüber auf der Wache zwischen den Diensten aufzuhalten und Mahlzeiten einzunehmen, alles andere als ideal waren.

Als Garage diente ein unbeheizter Schuppen. Wenn im Winter der Alarm ging, konnte es vorkommen, dass wir erst einmal das Eis von den Scheiben kratzen mussten. An einem Tag im späten Herbst 1986 war es so kalt, dass wir Angst hatten, die Infusionen frieren uns ein. Daraufhin stellte Rainer einen Heizlüfter in den Innenraum des Wagens. Unterdessen saßen wir im Wachraum und nutzen die Wartezeit wieder einmal zum Kartenspielen.

»Wer ist dran?«, fragte Rainer ungeduldig, ihm war anzumerken, dass er ein gutes Blatt auf der Hand hatte.

»Waldi«, meinte Heinz.

Ich war gerade dabei abzuwägen, welche Karte ich als Nächstes ausspielen sollte, als Rainer plötzlich aufsprang und zum

Fenster stürzte. »Da brennt doch was!«, schrie er und riss es auf. Beißender Brandgeruch schlug uns entgegen.

Vor dem Rotkreuzhaus parkte unser Rettungswagen und war dabei, in Flammen aufzugehen. Aus dem Fahrzeug stiegen bereits große Rauchwolken auf. Entsetzt sahen wir uns an. In dem Moment hörten wir schon das Martinshorn der Feuerwehr, die in unmittelbarer Nachbarschaft ihre Wache hatte.

Der Brand konnte zügig gelöscht werden, doch das Rettungsfahrzeug war nicht mehr zu retten. Das war fatal, wir hatten nur den einen Rettungswagen. Für den ausgebrannten Wagen gab es zwar Ersatz von der Versicherung, doch die Lieferung für ein neues Fahrzeug sollte mehrere Monate dauern. Anfangs rückten wir mit dem Krankentransportwagen aus, dann lieh uns Kempten einen RTW.

Unsere Begeisterung war groß, als die Schlüssel für den neuen Rettungswagen ein halbes Jahr später überreicht wurden. In einem kleinen Festakt segnete der Pfarrer den neuen RTW. Dabei sollte der Segen weniger dem Fahrzeug selbst, sondern mehr den Rettungsdienstmitarbeitern und den Patienten gelten.

Wir waren alle überrascht, als es im darauffolgenden Jahr doch noch mit der neuen Rettungswache klappte. Da die Notfalleinsätze immer mehr zunahmen, stellte die Stadt kurzfristig ein Grundstück an der Robert-Bosch-Straße im Erbbaurecht zur Verfügung. Damit lag die neue Rettungswache verkehrsgünstig am Autobahnzubringer im Gewerbegebiet. Der Rohbau nahm schnell Form an, bereits im April 1987 konnte das Richtfest gefeiert werden. Um Kosten zu sparen, wurden die meisten Arbeiten in Eigenleistung erbracht. Mit viel Schweiß und Herzblut haben Kameraden aus Lindau und Kempten mitangepackt und geholfen, das Gebäude fertigzustellen.

Im Dezember 1987 war es dann soweit: Die neue Rettungswache wurde mit zahlreichen Gästen und kirchlichem Segen eingeweiht. Die Feier fand in der neuen Fahrzeughalle statt. Zu Klängen eines Musikvereins wurde bayerisch-zünftig Leberkäs und Fassbier gereicht und zahlreiche Reden wurden gehalten.

Den Räumen in der alten Wache trauerte übrigens keiner eine Träne nach. Wir waren alle froh, mehr Platz zu haben, alles war moderner und schöner. Erstmals standen separate Schlafräume und Sanitätsräume für Männer und Frauen zur Verfügung, und damit bot sich mir die Möglichkeit, Nachtdienste zu übernehmen.

Einige Zeit nach Fertigstellung überlegte man, das Dachgeschoss auszubauen. »Das gäbe eine schöne Wohnung, Waltraud«, sagte der Leiter Rettungsdienst. »Wäre das was für euch?«

Ich lehnte dankend ab. Erstens hatten wir eine tolle Wohnung, und zweitens wäre der Lärmpegel zu hoch gewesen. Tag und Nacht fuhren die Einsatzfahrzeuge raus. Den Krach der schweren Rolltore und der Martinshörner wollte ich mir und meiner Familie nicht zumuten. Aus Kostengründen wurde der Ausbau erst mal verschoben.

Zehn Jahren später wurde der Platz in der Rettungswache schon wieder zu klein. Die Zahl der Einsätze schnellte enorm in die Höhe, und eine Aufstockung des Personalstamms von fünf auf insgesamt zwölf hauptamtliche Mitarbeiter war notwendig geworden. Die Aufenthalts- und Umkleideräume sowie der Sanitärbereich mussten deshalb erweitert werden. Zudem brauchte es noch einen Schulungs- und Besprechungsraum. Abhilfe schaffte der Ausbau des Dachgeschosses, das mit einer Dachgaube noch zusätzlich vergrößert wurde. Wieder packten zahlreiche helfende Hände mit an.

Ein Job erster Wahl

Lange Zeit war ich Hausfrau und Mutter. Als ich jung war, war das das selbstverständliche Rollenbild der Frau. Meine Dienste im Roten Kreuz waren eine schöne Abwechslung, und die Vereinbarkeit von Ehrenamt und Familie klappte über die Jahre gut.

Anfang des Jahres 1991 bat mich der Leiter Rettungsdienst ins Büro. »Kannst du für einen hauptamtlichen Kollegen einspringen, Waltraud?«, fragte er mich.

»Gern«, antwortete ich. Meine Kinder waren zu dem Zeitpunkt schon aus dem Haus, und ich freute mich über das Angebot. Ich versicherte meinem Chef, dass ich Zeit hätte und den Kollegen solang es nötig wäre vertreten könne. Die geplante Vertretung fiel länger aus als gedacht. Der junge Kollege war in einem beklagenswerten Zustand. Er hatte psychische Probleme, weil sein Vater bei einem Verkehrsunfall ums Leben gekommen war – und wie der Zufall es wollte, war er als Ersthelfer an dieser Unfallstelle gewesen. Irgendwann war klar, er würde nicht mehr zurückkommen, und die Stelle wurde neu ausgeschrieben.

Ich beschloss, mich zu bewerben. Schon am nächsten Tag ließ ich mir einen Termin bei dem Leiter Rettungsdienst geben. Zuversichtlich und optimistisch sprach ich vor: »Ich hätte gern die freie Stelle«, sagte ich zu ihm. »Ich habe meinen Kollegen wochenlang vertreten, bin bestens eingearbeitet und mit allen Abläufen seit vielen Jahren vertraut.«

Mein Chef bestärkte mich in meinem Entschluss: »Warum nicht«, antwortete er. »Am liebsten würde ich gleich zusagen, aber deine Bewerbung muss noch durch den Ausschuss.«

Die Gruppe, die damals über die Anstellung weiterer Mitarbeiter entschied, setzte sich aus gewählten Personen der Frauenbereitschaft und Mitgliedern der Sanitätskolonne zusammen.

»Ich werde mich auf jeden Fall für dich einsetzen«, versprach er mir.

Als ich das Büro verließ, schwebte ich im siebten Himmel. Selbstverständlich hoffte ich darauf, fest übernommen zu werden. Ich brachte langjährige Erfahrungen mit und hatte regelmäßig an Fortbildungen teilgenommen.

Ungeduldig wartete ich auf die Entscheidung. Nach zwei Wochen erhielt ich einen Anruf von meinem Chef: »Komm heute noch vorbei, der Ausschuss hat sich entschieden.«

Nur eine halbe Stunde später saß ich meinem Vorgesetzten gegenüber. »Es ist alles in Ordnung, Waltraud«, sagte er. »Du hast den Job!«

»Oh, super.« Ich war unendlich erleichtert.

»Allerdings hat deine Bewerbung im Ausschuss für Diskussionen gesorgt«, teilte er mir weiter mit. »Bei den Frauen erntete deine Anfrage nur Kopfschütteln, sie haben gegen dich gestimmt. Meine Erwiderung, dass du schon viele Jahre den RTW fährst und ich rundum zufrieden mit dir bin, ließen sie nicht gelten.«

»Wieso das denn?«, erwiderte ich verblüfft. »Ich leiste das Gleiche wie die Männer.« Zwölf Jahre Engagement im Rettungsdienst lagen hinter mir, darum kam diese Aussage für mich ziemlich überraschend. Ich hatte doch hinlänglich bewiesen, dass ich es konnte.

Mein Chef konnte die Zweifel der Frauen auch nur schwer nachvollziehen. Er versuchte, mich zu trösten: »Es sind immer noch die gleichen Argumente, aber das war nun der letzte Akt ihrer Auflehnung. Deine Kollegen waren einheitlich für dich. Die Jungs sagten, auf dich sei immer Verlass.«

Ich war überwältigt. Das bedeutete ein riesiges Kompliment für mich. Es war nicht nur eine Wertschätzung meiner Arbeit, es bewies auch Kameradschaft und Solidarität. Ich ging sehr dankbar, voller Tatendrang und Elan aus diesem Gespräch heraus. Allerdings fand ich die Diskriminierung der Frauen schmerzlich. Was bezweckten sie mit ihrer Ablehnung? An meinen Kompetenzen konnten sie doch nicht mehr zweifeln. Natürlich ärgerte ich mich sehr über meine Geschlechtsgenossinnen, aber ich hielt mich nicht lange damit auf: Empörung ist nur verlorene Energie.

Vom BRK-Kreisverband erhielt ich einen unbefristeten Arbeitsvertrag als Fahrerin im Unfallrettungsdienst und Krankentransport. Damit war ich die erste Rettungsdienstmitarbeiterin, die der Kreisverband Lindau unter Vertrag nahm, und gehörte zu den ersten Frauen im Rettungsdienst überhaupt, die im Bayerischen Roten Kreuz hauptberuflich fest angestellt wurden. Aus einem Hobby wurde ein Beruf. Es war ein Schritt, den ich keine Minute bereut habe.

Als ich am 1. April 1991 meinen Dienst antrat, wartete Rudi schon auf mich. Zusammen bildeten wir von nun an ein festes Team. Das funktionierte gut, jeder kannte seine Handgriffe, wir verstanden uns wortlos. Manchmal fuhr ein Praktikant oder ein Zivildienstleistender mit, manchmal kam der Notarzt etwas später zum Einsatzort. Wir zogen alle an einem Strang und pflegten einen freundlichen Umgang miteinander. Es gab klare Strukturen und Ansagen, an die sich jeder hielt.

Stress auszuhalten, wenn alles drunter und drüber ging und mehrere Patienten gleichzeitig versorgt werden mussten,

oder für den Notarzt die notwendigen Medikamente aufzu-
ziehen, hatte ich gelernt. Was sich von nun an änderte, waren
die Wechselschichten. Eine Woche Tagdienst auf dem RTW,
eine Woche Tagdienst auf dem KTW, eine Woche Nachtdienst,
eine Woche frei. Theoretisch arbeitete ich von acht bis achtzehn Uhr oder von achtzehn bis acht Uhr. In der Realität jedoch arbeitete ich so lang, wie ein Einsatz dauerte. Wenn
ein Notruf einging, musste man ausrücken, ob man in einer
Viertelstunde Feierabend hatte oder nicht. So kamen nicht nur
viele Überstunden zusammen, auch ein Wochenende im klas-
sischen Sinn kannte ich nicht. Aber daran gewöhnte ich mich.
Der Schichtdienst brachte aber auch einige Einschränkungen
mit sich: Familie und Freunde mit »normalen« Arbeitszeiten
zu treffen, war unter Umständen schwierig. Ich wäre gern
abends mal spontan beim Grillen dabei gewesen oder hätte
in der Volkshochschule einen Kurs besucht. Andererseits gab
mir der Schichtdienst viele Freiheiten, wenn ich beispielsweise
in meiner freien Woche vormittags bummeln gehen oder zum
Friseur wollte.

Zwischen den Einsätzen arbeiteten wir einen Wochenplan
ab. Alles, was anfiel, musste erledigt werden: Küche, Wäsche,
Garage säubern, Winterdienst, Papierkram und so weiter. Zu
tun gab es eigentlich immer was. Trotzdem hatten wir auch
Zeit, uns auszuruhen, zu essen oder die Zeitung zu lesen. Feste
Zeiten für das Mittagessen gab es nicht, meistens nahmen wir
unterwegs beim Bäcker oder Metzger einen schnellen Snack
mit. Dieses aus der Hand Essen hatte den Vorteil, dass wir es
ohne großen Aufwand weglegen oder der Beifahrer den letzten
Bissen während der Fahrt hinunterschlucken konnte. Eine derartige Verpflegung war allerdings unausgewogen und schadete

der Figur. Das tat mir auf Dauer nicht gut. Wir gewöhnten uns an, öfter in die Krankenhauskantine zu gehen, wo wir besser und preiswerter aßen.

Konflikte und Schwierigkeiten in Notfallsituationen blieben nicht aus. Ich erinnere mich an einen Wohnungseigentümer, der uns bei einem Einsatz tatsächlich aufgefordert hatte, die Schuhe vor Betreten der Wohnung auszuziehen, weil er Angst vor Kratzern auf seinem teuren Parkett hatte. Natürlich machten wir das nicht. Wenn Eile geboten ist, kann man darauf keine Rücksicht nehmen. Aus rechtlichen Gründen war es sowieso nicht erlaubt, die Sicherheitsschuhe, die zu der Zeit bereits vorgeschrieben waren, auszuziehen. Wir ignorierten die Aufforderung einfach, kümmerten uns um die Patientin und brachten sie ins Krankenhaus. Es kam auch durchaus vor, dass wir von Angehörigen pampig begrüßt wurden. Der eine fragte, warum wir nicht schneller da waren, der andere gab Tipps, wie wir arbeiten sollten. Damit lernte man umzugehen. Man musste verstehen, dass Patienten und ihre Verwandten einer enormen Belastung ausgesetzt waren, sie hatten Angst, und da reagiert man anders als im Alltag.

An einem Tag sollten wir einen Patienten vom Krankenhaus zurück ins Altenheim bringen. Wir waren zu dritt, ein Zivildienstleistender teilte mit uns die Schicht und durfte neben mir auf dem Beifahrersitz sitzen. Wir luden den Patienten aus und brachten ihn auf sein Zimmer. Zurück am Rettungswagen packten wir die Trage ein und schlossen die Türen. Der Zivi kletterte neben mich auf den Beifahrersitz. Ich startete den Motor und fuhr los. Alles lief normal ab, bis ich nach circa fünfzig Metern in den Rückspiegel schaute. Ich hatte Rudi vergessen, winkend rannte er hinter dem Fahrzeug her. Natürlich hielt ich sofort an. Rudi fand das nicht so lustig, als er einstieg, murrte er: »Weit wäre ich nicht mehr gesprungen.« Danach haben wir sehr gelacht.

Natürlich verbrachten Rudi und ich auch die Nachtschichten zusammen. Dann war die Rettungswache mit zwei Personen besetzt, der dritte Mann fuhr nur tagsüber mit. Der Dienst begann mit der Übergabe. Danach ging es direkt in die Garage, wo der RTW auf uns wartete. Da es sich nicht lohnte, vor Mitternacht ins Bett zu gehen, versuchten wir, uns mit Kaffee wach zu halten. Dabei unterhielten wir uns über vergangene Einsätze, Familie und Freizeit, oder wir sahen einfach fern. Was Kollegen halt so tun.

Normalerweise konnte man sich während der Nachtstunden zum Ausruhen in ein Zimmer zurückziehen. Manchmal kam man gar nicht zum Schlafen, manchmal konnte man auch eine ganze Nacht durchschlafen. Richtig tief schlief ich aber nie, mit einem Ohr hörte ich immer auf das Funkgerät. Jeden meiner Handgriffe versuchte ich so vorzubereiten, dass es im Notfall möglichst schnell ging. Die Schuhe stellte ich so vors Bett, dass ich nur hineinzuschlüpfen brauchte. Zwar zog ich die Hose aus, weil es sonst zu unbequem gewesen wäre, aber sie lag ebenfalls griffbereit neben dem Bett. Ich schlief in T-Shirt und Unterwäsche. Duschen war mir zu stressig. Es hätte ja ein Notfall kommen können, wenn ich gerade eingeseift unter der Brause stand. Ich hatte aber ein Täschchen mit Utensilien wie Seife, Creme und Deospray dabei. Schließlich kam es im Dienst auch mal vor, dass man sich frisch machen musste. Gestylt war ich nicht, ich verzichtete weitgehend auf Schminke, und meine Haare trug ich meist zum Pferdeschwanz gebunden, das war praktisch, auch bei Regen hielt die Frisur.

Wenn mitten in der Nacht der Melder ging, musste ich sofort von null auf hundert sein. Dann hieß es, sich zu konzentrieren: Licht an, raus aus dem Bett und rein in die Klamotten. Spätestens im Rettungswagen brauchte ich einen klaren Kopf.

Mein größtes Problem war, dass ich mir nach den Nachtschichten nie die Zeit nahm, den verlorenen Schlaf nachzuholen. Direkt nach dem Dienst verspürte ich keine Müdigkeit, es wäre mir schwergefallen, mich tagsüber ins Bett zu legen. Stattdessen erledigte ich den Haushalt, danach wurde Mittagessen gekocht. Bestenfalls machte ich nachmittags vor dem Fernseher ein kleines Nickerchen. Mein Körper stellte sich auf die geringe Menge Schlaf schnell ein, aber am Ende einer Nachtdienstwoche war ich schon fertig.

Die Einsätze nachts unterschieden sich nicht sehr zu denen tagsüber. Wir rückten oft zu internistischen Problemen aus, aber auch zu Verkehrsunfällen wurden wir gerufen. Gerade auf der Autobahn war man im Dunkeln gezwungen, besondere Vorsicht walten zu lassen, damit man nicht selbst zum Unfallopfer wurde.

Notruf von der Überholspur

Ersthelfer am Unfallort zu sein, war nicht immer einfach. Zu den Schattenseiten meines Berufs gehörte es, mitunter schockierende Schauplätze vorzufinden. Kam es auf der nahe gelegenen Autobahn zu einem Unfall, musste man immer vom Schlimmsten ausgehen. Auf der Strecke herrschte oft lebhafter Verkehr, da wurde schon mal Gas gegeben. Doch je höher die Geschwindigkeit, desto länger sind Reaktions- und Bremsweg,

und umso heftiger ist die Wucht, mit der Fahrzeuge auf-
einanderprallen – was oft mit verheerenden Konsequenzen für
die Beteiligten verbunden war.

An diesem Abend hatte unser Nachtdienst ziemlich ruhig
angefangen. Wir hatten es uns vor dem Fernseher gemütlich gemacht und warteten auf den ersten Einsatz. Kurz nach
Mitternacht unterbrach ein schriller Klingelton unser Programm: »Verkehrsunfall mit zwei Verletzten auf der A96 –
Fahrtrichtung Süden.«

Bei dem Alarmstichwort wurde mir ein bisschen mulmig.
Vom Schleudertrauma bis hin zu mehreren schweren Ver-
letzungen konnte alles dabei sein. Wir gingen immer vom
Schlimmsten aus und bereiteten uns auch mental darauf vor.

Rudi kam in routinierter Eile herbeigelaufen und riss die
Jacke vom Haken. »Das kann heftig werden«, meinte er.

Während wir zum Rettungswagen sprinteten, streiften wir
die roten Jacken über, die waren auf der Autobahn Pflicht.
Augenblicke später ging in unserer Garage das Licht an und das
Rolltor hoch. Ich startete durch, und das Heulen des Martins-
horns durchbrach die Stille der Nacht. Unsere Rettungswache
lag zwar direkt am Autobahnzubringer, doch weil der Unfall in
Fahrtrichtung Süden passiert war, mussten wir zuerst auf der
Autobahn Richtung Norden fahren, die erste Ausfahrt nehmen
und wieder zurück in Fahrtrichtung Lindau. Das kostete wertvolle Zeit. Wir wollten schnellstmöglich zum Unfallort, damit
wir die lebensnotwendigen Maßnahmen einleiten konnten,
wenn sie erforderlich waren. Glücklicherweise waren um diese
Uhrzeit so gut wie keine Fahrzeuge mehr unterwegs.

Wir näherten uns der Unfallstelle. In der Dunkelheit konnte
man aus der Entfernung nicht viel erkennen. Ich weiß noch,

wie ich dachte, dass es möglicherweise gar nicht so schlimm sein würde. Hinter uns hörte ich weitere Sirenen: Feuerwehr, Polizei und Notarzt trafen ein.

»Verkehrsunfall auf der linken Spur«, rief Rudi plötzlich, und ich verringerte die Geschwindigkeit. Im Schein unserer Scheinwerfer bot sich uns ein Bild des Grauens: Fahrzeugteile lagen verstreut auf der Fahrbahn, ein Autowrack lag auf dem Dach, die beiden Insassen waren aus dem Wagen herausgeschleudert worden.

»Das sieht nicht gut aus«, stöhnte Rudi.

Wir sprangen aus dem Rettungswagen. Nachts auf der Autobahn konnte es schon mal gefährlich sein, da man vielleicht nicht rechtzeitig gesehen wurde. Die Feuerwehr hielt direkt neben uns, sperrte zügig die Fahrbahn ab und baute Scheinwerfer auf, um die Unfallstelle auszuleuchten. Währenddessen eilten wir, bepackt mit unserer Notfallausrüstung, auf die vermutlich schwer verletzten Personen zu.

Rettungskräfte müssen die Lage schnell erfassen und beurteilen: Wie viele Verletzte? Was muss zuerst getan werden? In den ersten Minuten arbeitete man mechanisch.

»Ich übernehme diesen Mann«, rief Rudi.

Ich lief zum anderen Verletzten. Bei seinem Anblick musste ich erst einmal tief Luft holen. Er lag bewegungslos am Boden und starrte mich mit leerem Blick an. Überall war Blut, am Kopf klaffte eine große Wunde. Im ersten Augenblick meinte ich, ihm wären bei dem Unfall beide Beine abgetrennt worden. Erst als ich mich niederkniete, konnte ich sehen, dass die Beine des Mannes schon vor längerer Zeit amputiert worden sein mussten. »Hören Sie mich?«, sprach ich den Mann an. Keine Reaktion. Keinerlei Lebenszeichen.

Der Notarzt schob mich zur Seite, um den Verletzten zu untersuchen. »Lass mich mal.« Nach wenigen Minuten schüttelte er den Kopf. »Da ist nichts mehr zu machen.« Leider gab es auch für das andere Unfallopfer keine Hoffnung mehr, bei beiden waren die inneren und äußeren Verletzungen zu schwer. Wir konnten sie nur noch zudecken.

Nach einem so großen Unfall gab es auf der Fahrbahn eine Menge aufzuräumen. Das war Aufgabe der Feuerwehr und der Polizei. Die Polizei entschied sich, den betroffenen Abschnitt zu sperren, um die Rettungskräfte nicht unnötig in Gefahr zu bringen. Heute habe ich ein ganz anderes Verständnis für diese Autobahnsperrungen. Es dauert einfach seine Zeit, bis Polizei- und Hilfsfahrzeuge vor Ort sind, und ich weiß aus eigener Erfahrung, dass ohne Rettungsgasse Verletzte keine Chance haben. Retten ist oft ein Wettlauf gegen die Uhr.

Unsere Arbeit in dieser Nacht war getan, und wir kehrten zur Rettungswache zurück. Um zwei Uhr dreißig öffnete sich das Tor zur Fahrzeughalle.

»Jetzt könnte ich noch einen Happen vertragen«, sagte Rudi, während wir den Papierkram erledigten.

Äußerlich schien er total ruhig zu sein, doch ich wusste, dass es in ihm drin ganz anders aussah. Rudi musste das Geschehen genauso wie ich verarbeiten. Endlich konnten wir uns ausruhen und ins Bett. Wir bekamen tatsächlich noch ein paar Stunden Schlaf, bis der Wecker klingelte. Um acht Uhr morgens erfreuten wir uns an den ausgeschlafenen Gesichtern unserer Kollegen.

In den nächsten Tagen erfuhren wir, was genau bei dem Ereignis auf der Autobahn passiert war. Eine Untersuchung hatte ergeben, dass die Ursachen für den Unfall vermutlich eine zu hohe Geschwindigkeit und die Übermüdung des Fahrzeuglenkers

gewesen waren. Der Wagen war links gegen die Leitplanke ge-
stoßen, wurde in die Luft geschleudert und überschlug sich.
Beide Fahrzeuginsassen waren nicht angeschnallt und wurden
aus dem Auto geschleudert. Später fand man heraus, dass sie
zu einer Bettelbande gehört hatten, die auch in der Lindauer
Fußgängerzone anzutreffen war und die die Hilfsbereitschaft
der Menschen missbrauchte.

Wir erlebten immer wieder Unvorhergesehenes, nichts war
eigentlich Routine. Es waren nicht nur die spektakulären
Einsätze mit schrecklichen Verkehrsunfällen oder verletzten
Motorradfahrern, die mir in Erinnerung geblieben sind. Es
waren oft die kleinen, stillen Momente. Ein älterer Mann, der
nach einem Schlaganfall meine Hand nahm und mir dankbar
in die Augen sah, bewegte mich genauso.

Notruf aus dem Kuhstall

Im Rettungsdienst war ich ständig im Kontakt mit Patienten,
Angehörigen, Notärzten oder den Kollegen. Allein war ich eher
selten – und doch begegnete mir die Einsamkeit. Und manchmal sah ich Dinge, die ich eigentlich nicht sehen wollte. Dabei
war der Tod nicht immer das Schlimmste: Verwahrlosung,
Alleinsein und Hilflosigkeit forderten mich viel mehr.

»Hilflose Person, männlich«, war die minimale Ansage, die
von der Rettungsleitstelle an diesem Tag durchgegeben wurde.

Die Kollegen der Leitstelle versuchten zwar immer, so viele
Informationen wie möglich von den Anrufern zu erhalten,
aber oft waren sie, wie auch in diesem Fall, nicht sehr aussage-
kräftig. Bei dem Notfall eilte es, mehr wussten wir nicht.

An jenem Sonntag hatte für Rainer und mich um acht Uhr morgens die Zehn-Stunden-Schicht begonnen. Der Tag hatte ruhig angefangen. Nachdem wir im Fahrzeug alles auf Vollständigkeit und Funktion geprüft hatten, hielten wir uns im Wachzimmer der Rettungswache auf. Ein spärlich eingerichteter Raum, mit einer kleinen Kochzeile, einem Etagenbett, Eckbank und Tisch und einem Fernseher. Ein gemütliches Frühstück lag gerade hinter uns, als der Alarm einsetzte.

Wir fuhren sofort los. Unser Ziel lag im westlichen Allgäu, genauer gesagt, handelte es sich um einen Bauernhof in einer Ortschaft, knapp 15 Kilometer hinter Lindau.

Das Blaulicht blinkte auf dem regennassen Asphalt, als ich den Rettungswagen beschleunigte. Die Stadt lag bald hinter uns, und die Voralpenlandschaft zog an uns vorbei. Doch wir hatten keinen Blick für die sanft geschwungenen Hügel und die schneebedeckten Berge am Horizont, unsere Aufmerksamkeit richtete sich voll auf den kommenden Einsatz.

»Was uns wohl erwartet?«, sagte ich. »Hilflose Person kann ja alles bedeuten, das geht von verwahrlost über verwirrt bis hin zu wirklich krank.«

»Hoffentlich keine Alkoholleiche«, meinte Rainer.

»Um elf Uhr morgens?«

»Alles schon erlebt.«

Fünfzehn Minuten später durchquerten wir ein idyllisches Dorf. Ich fand die Stelle, wo ich von der Hauptstraße abbiegen musste, ohne Probleme. Aber die Strecke auf dem holperigen Feldweg bis zum Bauernhaus kam mir endlos vor. Mit höchstmöglichem Tempo bahnte sich der Rettungswagen seinen Weg über die löcherige Piste.

Endlich kamen wir im Schatten einer Kastanie zum Stehen. Das Erste, was wir beim Aussteigen hörten, war das laute Muhen der Kühe, das aus einem angrenzenden Nebengebäude tönte. Ein schwarzbrauner Mischlingshund mit strubbeligem Fell kam angerannt, kläffte uns an und verschwand wieder. Wir kümmerten uns nicht darum. In aller Eile packten wir unsere komplette Ausrüstung. Auf dem Weg zum Haus nahm ich nur flüchtig den verwilderten Vorgarten, die von der Fassade abblätternde Farbe und eine übervolle Abfalltonne wahr.

Die Haustür war nur angelehnt. »Hallo!«, rief Rainer und schob sie auf. »Hier ist der Rettungsdienst.«

Wir warteten keine Antwort ab, sondern gingen sofort hinein. Der Flur lag im Halbdunkel. Hinter der ersten Tür links befand sich die Küche. Dort erwartete uns ein Anblick, wie wir ihn im Dienst nicht alle Tage sahen: zerbrochene Gläser, schmutziges Geschirr, Essensreste auf dem Herd und dem Tisch, volle Müllbeutel und überall Fliegen. Auf der Eckbank türmten sich alte Zeitungen auf, und es roch moderig und leicht faulig. Wo wir hinkamen, war zwar selten aufgeräumt, das waren wir gewohnt, aber hier war es schon auffallend unordentlich.

»Oh Gott«, sagte ich, »wie das hier aussieht.« Rasch zog ich die Tür wieder zu.

Die nächste Tür führte ins Wohnzimmer. Auch hier herrschte absolutes Chaos. Auf dem Boden lagen Kleidungs- und Wäschestücke, auf einem Beistelltisch stapelten sich weitere Teller mit Essensresten, umgeben von nicht gespülten Gläsern. Auf dem Teppich darunter hatte jemand eine Flasche Rotwein verschüttet. Der Gestank nach Urin und stickiger Luft, der uns entgegenschlug, war unglaublich.

Ein alter Mann in zerschlissenem Hemd und schmuddeliger Arbeitshose lag auf einem Sofa und sah uns gequält an. Seine rechte Gesichtshälfte hing schlaff nach unten.

Vorsichtig begannen wir, mit ihm zu reden. »Haben Sie den Notruf gewählt?«, fragte Rainer. »Sind Sie in Ordnung?«

Wir bekamen keine Antwort.

»Haben Sie Schmerzen?«, forschte Rainer weiter.

Der Mann nahm erkennbar alle Kraft zusammen und murmelte einige Worte, die für uns zunächst unverständlich waren. Seine Aussprache war undeutlich und verwaschen. Hier brauchten wir Geduld, vermutlich hatte der Patient einen Schlaganfall gehabt.

Ich nahm sanft seine Hand. »Wo haben Sie Schmerzen?«, fragte ich nochmals.

Langsam fanden wir heraus, dass er 83 Jahre alt war, es ihm nicht gut ging und er unter Schwindel und heftigen Kopfschmerzen litt. Zwischendrin stöhnte und lallte er.

»Nicht erschrecken, ich messe jetzt Ihre Werte«, versuchte ich den Patienten zu beruhigen und packte die Blutdruckmanschette aus. Der Blutdruck war viel zu hoch.

Rainer überkreuzte seine Hände und bat den Patienten, ihm beide Hände zu reichen. Nacheinander sollte der Mann erst die eine, dann die andere und zu guter Letzt beide Hände kräftig zudrücken. Bei einem Schlaganfall konnten wir mit diesem Kreuzgriff einen deutlichen Kraftunterschied zwischen beiden Händen feststellen.

»Ja, so ist gut, drücken Sie ganz fest!«, ermunterte Rainer ihn. Kurz danach sagte er zu mir gewandt: »Rechte Hand und Arm kraftlos.«

Es gab nicht viele Notfälle, bei denen wir bereits auf den ersten Blick sahen, worum es sich handelte. Doch hier waren die

Symptome ziemlich eindeutig. Aus diesem Grund konnten wir auch gezielt Fragen stellen. Je schneller der Mann behandelt werden würde, desto besser waren seine Aussichten, wieder gesund zu werden. Er benötigte dringend Medikamente und eine Infusion, um die Folgeschäden so gering wie möglich zu halten. Dafür brauchten wir schnellstmöglich einen Arzt.

»Ich rufe den Notarzt«, sagte ich und lief zum Rettungswagen, um über Funk die Leitstelle zu informieren.

Während wir auf sein Eintreffen warteten, lagerten wir den Patienten hoch, gaben ihm Sauerstoff über eine Nasensonde und wickelten ihn in eine unserer Einmaldecken. Draußen fing der Hund aufgeregt zu bellen an.

»Gibt es jemanden, den wir für Sie anrufen können? Verwandte, Nachbarn, Bekannte, die Ihnen helfen können?«, fragte Rainer.

Erst nach mehrmaligem Nachfragen erfuhren wir, dass der alte Mann allein lebte und es keine Angehörigen gab. Nur ein Betreuer, der seine finanziellen Angelegenheiten regelte, schaute gelegentlich vorbei. Völlig entkräftet hatte sich unser Patient nach seinem Schlaganfall zum Telefon geschleppt, um ihn zu verständigen. Der Betreuer wiederum hatte den Rettungsdienst alarmiert. Seine Nummer würden wir im Flur auf dem Telefontischchen finden.

»Was?«, sagte Rainer und sprang auf. »Den rufe ich gleich an, der soll sich gefälligst darum kümmern, dass die Tiere versorgt werden.«

Inzwischen war der Notarzt eingetroffen. Während die beiden Männer den Patienten versorgten, nutzte ich die Gelegenheit, um nach den Kühen zu sehen. Ich brachte es nicht über mich, sie ohne Futter zurückzulassen. Hastig lief ich über den

Hof, an einem Misthaufen, Regenfässern und allerlei Plunder vorbei. Unerträgliches Hundegebell begleitete mich, und ich beschleunigte meine Schritte. Am Stall angekommen, riss ich die morsche Holztür auf, und für einen Moment nahm mir die nach Gülle stinkende Luft den Atem. Die Kühe muhten kläglich. Sie standen knöcheltief im Mist, und ihre Euter sahen aus, als müssten sie dringend gemolken werden. Von Heuballen, die in einer Ecke lagerten, zerrte ich ein Paar Arme voll Heu heraus und warf es den Kühen zum Fressen hin.

Dann ging es für den Patienten auf dem schnellsten Weg in die Klinik. Als der Rettungswagen den Schlaglöchern auswich, fehlte von dem Betreuer immer noch jede Spur.

Schon bald empfing uns der vertraute Geruch nach Krankenhaus. »Ich wünsche Ihnen alles Gute«, sagte ich zum Abschied und drückte die wächserne und faltige Hand des Mannes.

»Meine Tiere ...«, stammelte er.

»Für die wird gesorgt. Jetzt kümmern wir uns erst mal um Ihre Gesundheit«, versuchte ich ihn zu beruhigen.

Generell erfuhren wir im Rettungsdienst nicht allzu viel über das Leben der Patienten. Das war auch gut so, denn würde man ihr Schicksal im vollen Umfang kennen, wäre es wohl nur schwer zu verkraften. Aber bei diesem hilflosen alten Mann fragte ich mich schon: Wo waren die Freunde und Nachbarn? Wo waren eigentlich irgendwelche anderen Menschen? Und ganz tief in mir drin fragte ich mich, wie es mir wohl selbst ergehen würde, wenn ich einmal alt war.

Als Rainer und ich zurück auf die Wache fuhren, war es erst eine Weile ruhig im Wagen, bis Rainer die Stille unterbrach. »Das waren ziemlich triste Zustände«, meinte er.

Ich konnte nur noch nicken.

Jedes Mal, wenn ich durch das kleine Dorf fahre und auf der Anhöhe am Ende des Weges den Bauernhof sehe und dahinter den Wald, muss ich an den Mann denken. Auch heute noch, viele Jahre später. Ich hätte gern erfahren, was aus ihm geworden ist. Der Hof steht noch, aber sicher lebt der Mann schon längst nicht mehr. Durch solche Einsätze lernte ich mein Leben noch mehr zu schätzen und war dankbar für das, was ich hatte. Kleine Alltagsprobleme, über die ich mich früher aufgeregt hatte, wurden unwichtig.

Alkohol – hart am Limit

Trotz Promillegrenze für Autofahrer erlebten wir einige Verkehrsunfälle, die durch Alkoholmissbrauch verursacht wurden. Aber nicht nur am Steuer war Alkohol ein Problem, wir hatten es häufig mit alkoholisierten Menschen zu tun. Der Grat beim Trinken ist oft schmal. Alkohol stimuliert verschiedene Rezeptoren im Gehirn. Zunächst werden Stoffe wie zum Beispiel Dopamin und Endorphine ausgeschüttet, durch die wir uns wohlfühlen. Wenig Alkohol kann daher entspannend, angstlösend und euphorisierend wirken. Mit zunehmender Menge betäubt er, dadurch werden das Sehen, Sprechen, die Reaktionen oder das Gleichgewicht beeinträchtigt. Man wird ängstlich, aggressiv oder verliert die Kontrolle.

Wenn über die Leitstelle die Meldung »hilflose Person« kam und wenn man die Adresse einer Kneipe anfuhr, dann rechnete man mit einer bestimmten Patientenklientel. »Haben wir genügend Brechschalen?«, fragte Rudi dann. Erfahrungsgemäß würden wir mehrere davon brauchen.

Vor Ort fanden wir meist Personen vor, die so betrunken waren, dass sie kaum noch ansprechbar waren, oder sie lagen bewusstlos auf dem Gehweg. Vollgekotzt, manchmal im eigenen Urin liegend, oft aggressiv oder blutverschmiert. Stürze und Prellungen, die auf Alkoholkonsum zurückzuführen waren, gab es häufig. Wir spulten das übliche Programm ab: Blutdruck messen, Herzfrequenz überprüfen, Wunden versorgen und ab in die Notaufnahme.

Zu viel Alkohol kommt in allen Schichten und Altersstufen vor, was unsere Einsätze bestätigten. Mit notorischen Trinkern pflegte man Beziehungen über Jahre. Ein »alter Bekannter« von uns war ein alleinstehender Mann. Im stark alkoholisierten Zustand rief er stets den Rettungsdienst. »Oh je, schon wieder der«, hieß es dann. Jedes Mal, wenn wir bei ihm ankamen, ließ er sich nicht behandeln, weigerte sich, ins Krankenhaus oder eine Suchtklinik eingeliefert zu werden, und schickte uns wieder weg. Wie erklärt man einem Betrunkenen, dass es besser für ihn wäre, wenn er seine Sucht behandeln ließe? Gegen seinen Willen konnten wir ihn nicht mitnehmen, also fuhren wir unverrichteter Dinge wieder ab.

Eines Nachts standen wir wieder einmal bei ihm in der Wohnung. Ich erkannte gleich, dass er nicht ganz so betrunken war wie sonst – vielleicht konnte man heute mal ein bisschen auf ihn einwirken. »Sollen wir Sie in die Suchtklinik nach Kaufbeuren bringen?«, fragte ich ihn. »Die können Ihnen dort bestimmt helfen.«

Vermutlich hatte ich sein Vertrauen gewonnen, denn überraschenderweise willigte er ein. »Besser wäre es«, meinte er.

Das freute mich, denn ich hatte Mitleid mit ihm und hoffte, er könnte seine Sucht vielleicht überwinden. Die Fahrt dauerte eineinhalb Stunden, und es war schon nach Mitternacht, als wir Kaufbeuren erreichten. Am Eingang der Suchtklinik angekommen, warteten zwei Pfleger auf uns. Plötzlich war unser Patient hellwach. »Ich will wieder nach Hause, hier bleibe ich nicht!«, brüllte er. Mit Händen und Füßen versuchte er, sich gegen seine Einlieferung zu wehren.

Das stieß bei mir auf taube Ohren. »Nein«, sagte ich, »Sie nehme ich nicht wieder mit!«

Zumindest für diese eine Nacht musste er dortbleiben.

Manche stark alkoholisierten Menschen begegneten uns aggressiv. Richtig gefährlich wurde es nie, aber es kam schon mal zu derben Beschimpfungen und Beleidigungen. Wenn sich ein Betrunkener renitent zeigte, riefen wir über Funk die Polizei.

Die Polizei begleitete uns auch, als wir zu einer bewusstlosen Person gerufen wurden. Welche tiefen Abgründe sich durch den übermäßigen Alkoholkonsum auftun können, erfuhren wir bei diesem Einsatz. Der Mann war als notorischer Trinker bekannt und wohnte in einer Brennpunktsiedlung. Da die Lage völlig unklar war und die Leitstelle davon ausgehen musste, dass der Mann eventuell tot war, wurde die Kripo alarmiert.

Ich war aufs Äußerste erschüttert, als wir die Wohnung betraten. Die Unterkunft war katastrophal. Der Mann hauste in einem Loch. Überall lagen leere Bierflaschen herum, Müll und Schutt. Die sanitäre Einrichtung war unbeschreiblich. Es dauerte, bis wir den Mann überhaupt fanden. Mein Kollege und die Polizisten gruben ihn schließlich unter einem Haufen Gerümpel aus. Wie befürchtet, war er tot. Es stank erbärmlich. Ich musste raus, ich konnte den Geruch nicht mehr ertragen.

Eher harmlos waren da die vermehrten Einsätze, die uns zu einem allein lebenden Mann führten, dem es nie gelang, zu seiner Transidentität zu stehen. Der Mittfünfziger wohnte in einem Reihenhaus. Wenn er zu viel getrunken hatte, rief er den Rettungsdienst und empfing uns als Frau. Im nüchternen Zustand war er ein Mann. Heutzutage hätte er die Chance, seine wahre Geschlechtsidentität auszuleben.

Am schlimmsten fand ich es aber, wenn eine stark betrunkene weibliche Person gemeldet wurde. Das waren nicht nur Frauen vom Rand der Gesellschaft wie Drogensüchtige und Prostituierte. Da habe ich wirklich schon einiges gesehen. Zum Beispiel ein Mädchen, das sturzbetrunken und spärlich bekleidet vor einer Gaststätte kauerte.

Einmal wurde eine stark alkoholisierte Frau im Hauseingang eines Mehrfamilienhauses gefunden. Als wir anrückten, lag sie hilflos auf dem Boden. Nie werde ich den widerwärtigen Geruch nach Kot, Urin und Erbrochenem vergessen, der uns in die Nase stieg.

»Wie viel haben Sie denn getrunken?«, fragte ich.

Das wollte oder konnte sie uns nicht sagen. Sie gab unverständliche Laute von sich und öffnete nur einmal kurz die Augen.

»Wir bringen Sie jetzt zur Ausnüchterung ins Krankenhaus«, sagte Rudi.

Im Rettungswagen fing sie an, uns zu beschimpfen.

»Die ist hackedicht«, meinte Rudi.

Die Frau war damals in meinem Alter, und ihre Ausfälle waren so erbärmlich, dass ich im Stillen dachte, ich schäme mich, eine Frau zu sein. Da habe ich mir zum Ziel gesetzt, in meinem Leben keinen Alkohol mehr anzurühren, und habe das bis heute durchgehalten.

Obwohl ich einiges an Gerüchen gewohnt war und aushielt, Erbrochenes konnte ich weder sehen noch riechen. Umso ärgerlicher, wenn die Betrunkenen sich erst im Rettungswagen erbrachen und man die kleine Nierenschale nicht schnell genug zur Hand hatte. Die anschließende Reinigung war nicht angenehm. Aber da mussten wir durch.

Problematisch war es, wenn mehrere offensichtlich alkoholisierte Patienten angetroffen wurden, die zur Beobachtung ins Krankenhaus gebracht werden sollten. Dann mussten wir auf Verstärkung warten. Denn man kann nur jeweils einen Patienten liegend im Rettungswagen transportieren.

Typischerweise versorgten wir nicht nur an den Wochenenden Nachtschwärmer, die zu tief ins Glas geschaut hatten, auch an den Feiertagen rückten wir deswegen verstärkt aus. An den Weihnachtstagen oder an Silvester war jeder mal mit Dienst dran. Lange Gesichter gab es deshalb nicht; wer im Rettungsdienst arbeitete, wusste vorher, worauf er sich einließ. Weil an Silvester erfahrungsgemäß oft viel los war, hatten immer mindestens vier Sanitäter Dienst, sodass im Notfall zwei Rettungswagen ausrücken konnten. Gut gelaunt machten wir uns dann auf der Wache etwas Feines zu essen und feierten ein wenig. Selbstverständlich in Alarmbereitschaft, wir waren immer auf dem Sprung, um zu einem Einsatz zu fahren. Und selbstverständlich ohne Alkohol. Fünf Minuten nach Mitternacht schrillte meistens der Notfallmelder.

Es waren arbeitsreiche Silvesternächte darunter, in denen man alle Hände voll zu tun hatte. Wenn die Feuerwerkskörper in die Luft stiegen, kümmerten wir uns am Boden unter anderem um Handverletzungen durch Raketen und Böller, Stürze und leichte Verbrennungen und brachten die Patienten, wenn erforderlich, in die Notaufnahme, wo sie versorgt wurden. Wenn es glatt war, rutschte über den Jahreswechsel auch mal jemand aus und zerrte sich etwas oder schürfte sich auf. Aber: Ich erinnere mich an keine schweren Verletzungen, meist waren es nur Kleinigkeiten.

Wenn die Menschen so eigenverantwortlich wären und Alkohol nur in einem Maße konsumierten, dass man danach noch handlungsfähig ist, würden sie den Rettungskräften einige Arbeit ersparen. Aber vielleicht durchlebten diese Menschen elementare Lebenskrisen und hatten den Boden unter den Füßen verloren.

Suizid – der Wunsch zu sterben

Definitiv nicht alltäglich waren die Notfälle, die uns zu Menschen führten, die keinen anderen Ausweg mehr sahen, als ihrem Leben selbst ein Ende zu setzen. Gerade um Weihnachten war es schwierig, wenn es draußen düster war und die Leute ihre Einsamkeit nicht mehr aushielten. Dann häuften sich diese Einsätze: Menschen, die sich vor den Zug warfen, sich erhängten oder eine Überdosis Tabletten nahmen. Jeder einzelne dieser Fälle war das Ergebnis tiefster Verzweiflung.

Die häufigste Ursache für einen Suizid sind Depressionen. Es ist eine Krankheit, die man von außen nicht sieht. Die Betroffenen fühlen sich allein, einsam, isoliert und abgespalten vom Rest der Gesellschaft. Sie leiden an Schlafstörungen, Appetitlosigkeit und unendlicher Trauer. Manchmal ist das Gefühl von Hoffnungslosigkeit und Hilflosigkeit so groß, dass diese Menschen Suizidgedanken verspüren. Bei einem Suizid handelt es sich um einen »nicht natürlichen« Tod, da im ersten Anschein die Todesursache nicht eindeutig ist. In diesem

Fall muss der Notarzt oder die Rettungsleitstelle unverzüglich die örtliche Polizei informieren, die dann ermittelt, um die Möglichkeit eines Verbrechens auszuschließen. Durch die Befragung der Angehörigen vor Ort versucht man, ein Motiv für die Selbsttötung zu finden. Oder es werden weitere Indizien wie Tagebücher oder Abschiedsbriefe gesucht.

Für Familie und Freunde ist dieser Entschluss schwer zu verkraften. Neben einer tiefen Verzweiflung kämpfen sie oft lebenslang mit Schuldgefühlen. Dabei haben sie sich nichts vorzuwerfen. Wenn ein Mensch so verzweifelt ist, dass er sich tötet, ist das ein Drama, aber verantwortlich oder schuld ist niemand anderer als er selbst.

Besonders Suizide durch Erhängen sind mir noch gut in Erinnerung. Die Bilder, die sich einem offenbarten, konnte man nicht immer so ohne Weiteres wegstecken. Gerade jüngere Kollegen hatten daran zu knabbern. Das waren Einsätze, die nicht schön waren. Darauf konnte man sich auch nicht vorbereiten. Der Mensch hing bewegungslos mit dem Kopf im Seil. Das Gesicht war blau und aufgedunsen, die Zunge stand zwischen den Lippen hervor oder wurde zwischen den Zähnen eingeklemmt, auch ein unwillkürlicher Urin- oder Kotabgang war normal. Wir verarbeiteten solche Fälle im Kollegenkreis, da waren dann Kollegen dabei, die vielleicht auch schon diese Erfahrung gemacht hatten, das half.

Am stärksten war man betroffen, wenn man den Menschen kannte. Das steckte man nicht so einfach weg. Besonders tief rührten mich zwei Fälle von Selbsttötung. Das eine Mal betraf es einen Kollegen, der ehrenamtlich im Rettungsdienst arbeitete. Ich hatte an diesem Tag dienstfrei, diejenigen, die diesen traurigen Einsatz übernahmen, erzählten mir später davon.

Der junge Mann hatte an schweren Depressionen gelitten. In einer Klinik sollte er lernen, die Krankheit mit Medikamenten und Therapien in den Griff zu bekommen. Nach einem mehrwöchigen Aufenthalt in dem psychiatrischen Krankenhaus kehrte er über Weihnachten nach Hause zurück, um das Fest mit seiner Frau zu verbringen.

»Ich gehe da nicht mehr hin«, sagte er am Abend vor seiner Abreise. »Es hat ja doch alles keinen Sinn mehr. Lieber hänge ich mich auf.«

Erst am nächsten Morgen fand ihn seine Frau nach bangem Suchen im Keller. Er hatte ein Seil an einem Rohr festgemacht und sich erhängt. Und zwar nicht lange vor ihrem Auftauchen. Aber er war tot, da gab es keinen Zweifel. Er hatte einen Abschiedsbrief hinterlassen.

Die Ehefrau machte sich bittere Vorwürfe, ihren Mann im Stich gelassen zu haben. »Warum habe ich nichts unternommen?«, klagte sie. »Ich habe seine Ankündigung nicht ernst genommen, mir ist niemals der Gedanke gekommen, dass er sich wirklich umbringt.«

Es tat mir so leid. Der junge Mann war immer sehr engagiert, ruhig und bedacht gewesen, alle hatten ihn gemocht. Ich war nie sehr nah am Wasser gebaut, aber wenn ein Kollege so jung stirbt, können einem die Tränen kommen.

Ebenso nahe ging mir der nächste traurige Suizidfall: Einer unserer Notärzte nahm sich das Leben. An diesem tragischen Tag hatten Rudi und ich Dienst auf dem Krankentransportwagen. Es war bereits nach achtzehn Uhr, und ein stressiger Arbeitstag mit mehreren Krankentransporten lag hinter uns. Wir waren schon umgezogen und eigentlich nur noch da, weil wir noch etwas zu besprechen hatten, als plötzlich der Alarm losging.

»Bewusstlose Person – Notarzteinsatz!«, lautete die Meldung.

Wir überlegten keine Sekunde. Bei Notfalleinsätzen musste man los, egal ob man schon Feierabend hatte oder nicht. Die Besatzung des RTW war im Einsatz, also rückten wir mit dem KTW aus. Blitzschnell schlüpften wir wieder in unsere Einsatzkleidung, stiegen in den Wagen und starteten mit Blaulicht und Martinshorn. Über den Funk wurden uns die Adresse und der Name durchgegeben.

»Nein, nein, das kann nicht sein! Das ist Klaus«, rief Rudi entsetzt.

Klaus war ein niedergelassener Arzt, der regelmäßig bei uns Notarztdienst machte und wegen seiner freundlichen und zuvorkommenden Art von uns Sanitätern, aber auch von den Kameraden der Feuerwehr und der Polizei sehr geschätzt wurde. Selbst in Momenten höchster Anspannung blieb er immer ruhig und fürsorglich.

Binnen weniger Minuten waren wir zur Stelle. Ein Polizist empfing uns mit Tränen in den Augen. »Kommen Sie«, sagte er, »aber ich sags Ihnen gleich, das ist kein schöner Anblick.«

Als wir den Flur betraten, war ich schockiert. Klaus hing an einem Seil im Türrahmen seines Arbeitszimmers. Man sah auf den ersten Blick, dass er tot war. Es gab keine Atmung, keinen Puls, keinen Herzschlag, keinerlei Bewegungen. Er hatte sich zuerst eine Infusion mit einem Narkotikum gesetzt und war dann bewusstlos in das Seil hineingesackt. Auch der Notarzt konnte nichts mehr machen.

Ein Abschiedsbrief wurde nicht gefunden, aber auf dem Tisch lagen die Scheidungspapiere. Klaus wurde nur fünfzig Jahre alt.

Die Polizisten reagierten genauso geschockt wie wir. Sie erzählten, dass eine von Klaus' Sprechstundenhelferinnen sie alarmiert hatte. Sein Team hatte sich Sorgen gemacht, weil er nach der Mittagspause nicht zurückgekommen und das Wartezimmer voller wartender Patienten gewesen war. Das Telefon im Arbeitszimmer läutete fortwährend. Als endlich einer der Polizisten ranging, war die Sprechstundenhilfe am Apparat und fragte, was mit ihrem Chef sei. Der Polizist sagte nichts vom Tod des Arztes. So was sagt man nicht am Telefon.

Man konnte nur ahnen, was dem Mediziner so zugesetzt hatte, dass er sich für diesen Weg entschieden hatte. Vielleicht hatte er die Trennung nach der langjährigen Ehe nicht überwunden und die Angst, allein zurückzubleiben, war übermächtig.

Manche Bilder verschwinden nicht. Bei mir ist es das Gesicht von Klaus. Bis heute denke ich an ihn. Es macht mich traurig, dass er seine Situation so unerträglich fand und keinen anderen Ausweg mehr sah, als sein Leben zu beenden.

Im Notfall ohne Grenzen

Lindau liegt im Dreiländereck Deutschland-Österreich-Schweiz. Wenn es vorkam, dass die Kapazitäten im jeweiligen Land, zum Beispiel bei Unfällen mit mehreren Verletzten oder Katastrophen, nicht ausreichten, konnten wir grenzüberschreitend aushelfen und umgekehrt auch. Bis 1995 trennte uns eine Grenze zum Nachbarland Österreich. Doch das war kein Hindernis, im Notfall durfte der Rettungswagen ohne Kontrolle mit Blaulicht und Sirene die Grenze überqueren. Dann war es Aufgabe der Leitstelle, uns schnellstmöglich an der Grenze anzumelden, damit wir freie Fahrt bekamen. Solche Einsatzfahrten kamen ab und zu vor. Wir mussten natürlich auch keine Autobahngebühren bezahlen.

An zwei außergewöhnliche Einsätze erinnere ich mich. Einmal mussten wir dringend ein schwer krankes Mädchen in Bregenz, Österreich, abholen. Da die Eltern in Deutschland versichert waren, sollte die 14-Jährige in das Kinderkrankenhaus nach Friedrichshafen gebracht werden. Kurz vor der Grenze verschlechterte sich ihr Gesundheitszustand dramatisch. Plötzlich schrie mein Kollege: »Atemstillstand!«

Während ich bremste, forderte ich den Notarzt an. Wir reanimierten bereits, als er dazukam. Ihm gelang es, dass das Herz wieder zu schlagen anfing. Traurigerweise starb das Mädchen trotz all unserer Bemühungen in der Kinderklinik. Die Eltern waren sehr gefasst, ihre Tochter war seit vielen Jahren ein Pflegefall gewesen, und sie wussten, dass sie sich früher oder später von ihr verabschieden mussten.

Ein anderes Mal brachten wir eine Schwangere kurz vor der Niederkunft nach Bregenz ins Krankenhaus. Sie war in Deutschland verheiratet, aber als gebürtige Österreicherin wollte sie unbedingt, dass ihr Kind in Bregenz geboren wird. Als wir sie zu Hause abholten, hatten die Wehen bereits eingesetzt, kamen aber in größeren Abständen. Nichts deutete auf eine schnelle Geburt hin. Unterwegs rief Rudi plötzlich: »Die Fruchtblase ist geplatzt, die Wehen kommen in kurzen Abständen!«

»Fahre mit Sondersignalen weiter«, meldete ich der Leitstelle und schaltete Blaulicht und Martinshorn an.

Wir passierten die Grenze, die Zöllner winkten uns durch. In Bregenz übergaben wir die Schwangere dem Personal des

Kreißsaals. Dank unseres Einsatzes brachte sie ihr Kind im Heimatland zur Welt.

Seit dem Schengener Abkommen gibt es keine Grenzkontrollen mehr. Ein nettes Erlebnis erinnerte mich noch einmal an meine Grenzübergänge. Ich war schon in Rente, als ich eines Tages einen Kurs für Wassergymnastik besuchte. Der Kursleiter, auch nicht mehr der Jüngste, kam mir bekannt vor, und so sagte ich zu ihm: »Von irgendwoher kenne ich dich. Was war dein Beruf?«

»Ja«, antwortete er. »Ich kenne dich auch. Ich war Zollbeamter und habe da gearbeitet, wo du mit Blaulicht durchgeheizt bist.«

Wir haben sehr gelacht.

Notruf eines XXL-Patienten

Es gab Notfälle, die sich ähnelten. Dazu gehörten Rettungseinsätze mit Diabetespatienten. Insbesondere erinnere ich mich an einen speziellen Fall: Ein schwer übergewichtiger Diabetiker löste eine ungewöhnliche Rettungsaktion aus.

Leichte Unterzuckerungen gehören zum Alltag – das hat sicher jeder schon mal erlebt. Plötzlich zittern die Finger, und kalter Schweiß steht auf der Stirn, zugleich kommt Heißhunger auf. Jetzt helfen schnell wirkende Kohlenhydrate wie Traubenzucker, Limonade oder Gummibärchen. Bei Diabetikern stellen akute Unter- oder Überzuckerung allerdings eine Notfallsituation dar. Der Blutzuckerspiegel sinkt stark ab, wenn sie eine Mahlzeit auslassen oder zu wenig Kohlenhydrate zu sich nehmen, zum Beispiel wenn sie sich mehr bewegen als geplant oder die Medikamente nicht richtig angewendet werden. Bei starker Unterzuckerung waren die Patienten oft nicht mehr ansprechbar. Wie bei einem Schlaganfall kommt es dann zu Sprach- und Sehstörungen und zu halbseitigen Lähmungen. Im schlimmsten Fall verloren die Betroffenen die Kontrolle über ihren Körper und wurden bewusstlos. Ein solcher medizinischer Notfall galt als Ausnahmesituation und sah immer recht dramatisch aus.

Es war eine Stunde, nachdem Rudi und ich unseren Dienst angetreten hatten. Die Einsatzmeldung der Rettungsleitstelle lautete: »Bewusstlosigkeit, Notarzteinsatz«. Zu dem Zeitpunkt ahnten wir nicht, dass unser Patient 180 Kilogramm wog und im obersten Stockwerk wohnte. Wie so oft trafen wir vor dem Notarzt ein. Ein Freund des Betroffenen öffnete uns die Tür und brachte uns zu dem Mann. Er lag auf seinem Bett und war kaum noch bei Bewusstsein.

»Hallo, hören Sie uns?« Auf unsere Ansprache reagierte er nicht. Nur durch unser beherztes Rütteln an der Schulter zeigte sich eine leichte Abwehrhaltung.

Rudi kam mit dem Blutzuckermessgerät an. »Dann prüfen wir jetzt den Zuckergehalt des Blutes.«

Da stürmte auch schon der Notarzt ins Zimmer. »Und?«, fragte er.

»Blutzucker kaum mehr messbar«, antwortete Rudi.

»Wir legen eine Infusion mit Glukoselösung an«, bestimmte er.

Ein erster Erfolg trat bereits innerhalb weniger Minuten ein. Der Patient öffnete die Augen und blickte uns irritiert an. Die momentane Lebensgefahr war erst mal gebannt. Ich war immer wieder verblüfft, wie schnell sich die Patienten nach einer Glukosegabe erholen konnten, und ich war froh, dass der Notarzt so schnell vor Ort gewesen war, wir hätten nur Traubenzucker verabreichen dürfen.

»Wir bringen Sie ins Krankenhaus, um abzuklären, wie es zu dieser schweren Unterzuckerung kommen konnte«, erklärte der Notarzt dem Patienten.

»Wir können ihn nicht durchs Treppenhaus transportieren«, meinte Rudi.

Jetzt begann das eigentliche Problem. Unsere normale Trage und die Haltegurte hätten das Gewicht nicht ausgehalten. Aufgrund der Körpermaße der erkrankten Person musste eine Schwerlastrettung veranlasst werden. Es mag uns heute grausam erscheinen, aber weil unser Rettungswagen nur für Menschen bis zu einem Gewicht von 150 Kilogramm zugelassen war, erfolgte der anschließende Transport ins Krankenhaus auf der Ladefläche eines Lastwagens.

»Ich fordere die Feuerwehr zur Unterstützung an und bitte den Bauhof, uns einen Lkw zur Verfügung zu stellen«, sagte ich und lief nach unten zum RTW, um die Leitstelle anzufunken.

Den Patienten von seinem Lager hochzubekommen, war ein Kraftakt, und um ihn aus der Wohnung zu hieven, brauchte es mehrere Männer. Die Feuerwehr setzte eine Drehleiter an und beförderte den Patienten in einem Rettungskorb nach unten. Diese für die Patienten würdelosen und unsicheren Transporte gehören glücklicherweise der Vergangenheit an. Idealerweise stehen für den Transport Schwergewichtiger inzwischen Schwerlast-Rettungswagen zur Verfügung. Sie bieten eine optimale Versorgung und garantieren einen angenehmen und sicheren Transport.

Der Notarzt hatte über die gesamte Rettungsaktion, die sich über mehr als anderthalb Stunden hingezogen hatte, die

Vitalfunktionen sichergestellt. Mittlerweile hatten sich vor dem Haus Schaulustige versammelt, um das außergewöhnliche Ereignis zu beobachten. Das fanden wir gar nicht lustig, sie standen im Weg und störten uns Rettungskräfte bei der Arbeit.

»Treten Sie bitte ein Stück zurück!«, forderte ein Feuerwehrmann die Neugierigen gereizt auf und versuchte, sie zurückzudrängen. Allerdings war seine Aktion wirkungslos. Die Leute wollten sich das Spektakel nicht entgehen lassen. »Halten Sie bitte Abstand!«, versuchte er es nochmals. Endlich bewegten sich die Zuschauer ein paar Schritte zurück.

Dank der technischen Ausstattung der Feuerwehr gelang es uns, den Patienten sicher auf die Ladefläche zu hieven. Leider konnten wir ihn nicht vor den neugierigen Blicken schützen.

Nach geraumer Zeit war die Aktion vorbei und der Mann unterwegs ins Krankenhaus. »Die Show ist zu Ende, Sie können jetzt weitergehen«, verabschiedete sich der Feuerwehrmann von den Passanten und Anwohnern, und die Ansammlung löste sich rasch auf.

Unerwünschte Zuschauer – wenig Respekt

Zuschauer gab es bei Notfällen fast immer. Es war nicht das Problem, dass die Leute hinschauten, oft standen sie im Weg, behinderten uns oder verursachten gefährliche Situationen. Ich glaube, vielen fehlte einfach das Verständnis dafür, dass wir Platz brauchten, um retten zu können. Ein extremes Beispiel gab ein Verkehrsunfall, zu dem wir gerufen wurden, weil ein Motorradfahrer schwer gestürzt war. Wir leisteten Erste Hilfe, als ein Vater mit kleinem Kind an der Hand angelaufen kam und über meinen geöffneten Notfallkoffer stieg, nur damit er besser fotografieren konnte. Unfassbar! Da die Ruhe zu bewahren, war schon eine Herausforderung. Wie kann man so etwas machen, dachte ich mir. Man muss sich die Situation für den Verletzten vorstellen, der blutend auf der Straße lag. Für mich war das respektlos gegenüber Patienten und Helfern. Solche Personen sollten sich in denjenigen hineinversetzen, der gerade blutüberströmt am Boden liegt. Aber diese Empathie geht immer mehr verloren. Niemand möchte in einer solchen Ausnahmesituation an die Öffentlichkeit gezerrt werden. Vermutlich auch die Gaffer nicht. Sie sollten sich lieber bewusst sein, wie schnell sie selbst Opfer werden können und wie wichtig dann schnelle Hilfe für sie ist.

Jeder Unfall ist ein Spektakel, und ich verstehe, dass die Leute neugierig sind und wissen wollen, was genau passiert ist. Doch zu Recht ist Gaffen eine Ordnungswidrigkeit. Schaulustige, die Verletzte fotografieren oder filmen, müssen mit einer Freiheitsstrafe von bis zu zwei Jahren oder einer Geldstrafe rechnen.

Ich glaube schon, dass in Zeiten von Smartphone und Internet das Gaffen deutlich zugenommen hat. Wie auch die Aggressivität gegenüber den Rettungskräften. Von pöbelnden Passanten blieben wir zum Glück meist verschont. Die wenigen Fälle, in denen ich verbal angegangen wurde, kann ich an einer Hand abzählen. Manchmal reagierten Leute unter extremem Stress unhöflich. Das durfte man nicht so ernst nehmen. Wir wurden früher mit größerem Respekt und Anerkennung behandelt. Unsere Hilfe wurde nicht als selbstverständlich angesehen, die Menschen waren dankbar.

Bei jedem Einsatz gaben wir unser Möglichstes. Aber nicht immer konnten wir Leben retten. Situationen, in denen der Patient ohne Vorerkrankung plötzlich starb, waren für die Angehörigen besonders schlimm.

Notruf Herzinfarkt

Es war an einem Tag mit frühlingshaft angenehmen Temperaturen. Rudi und ich hatten einen ruhigen Dienstbeginn. Da wir bereits den Rettungswagen in Ordnung gebracht und die Garage aufgeräumt hatten, gönnten wir uns am späten Vormittag ein ausgiebiges Frühstück. Dann, gegen elf Uhr, ging folgende Alarmmeldung ein: »Kardialer Notfall, 59 Jahre, männlich.«

Näheres war nicht bekannt. Wegen der Schwere des Notrufs wurde ein Notarzt mitbestellt. Hier war Eile geboten. Das konnten ein Herzinfarkt, Herzrhythmusstörungen oder auch eine akute Herzschwäche sein und zu lebensbedrohlichen Problemen führen. Je früher wir den Betroffenen in die Klinik bringen konnten, desto größer waren seine Heilungschancen. Wir hasteten so schnell wir konnten zum Rettungswagen und starteten durch. Mit aktiviertem Sondersignal steuerte ich aus der Einfahrt. Hoch konzentriert schlängelte ich mich durch den Verkehr. Trotz Blaulicht gab es auch diesmal wieder Autofahrer, die nicht wussten, wie sie sich verhalten sollten. Eine Baustelle, die den Verkehr zum Kriechen brachte, bremste mich aus. Ich konnte nicht überholen, weil Gegenverkehr kam.

»Oh Mann«, schimpfte ich, »ich kann doch nicht fliegen.«

Nach endlosen Minuten war die Straße frei, und ich beschleunigte das Auto auf 70 km/h. In der 50er-Zone wurde ich geblitzt. Es war einer dieser mobilen Blitzer, die schnell aufgestellt und nur schwer zu erkennen waren.

»Da wird sich die Leitstelle freuen, wenn denen wieder ein Knöllchen ins Haus flattert«, sagte Rudi schmunzelnd.

Für mich als Fahrerin hatte das keine Folgen, trotzdem musste ich daran denken, nach unserer Rückkehr gleich die Leitstelle darüber zu informieren.

Fünf Minuten später bog ich in die Straße ein. Das Straßenschild war durch einen hohen Busch teilweise verdeckt und damit nicht besonders gut lesbar. Zum Glück hatte ich von meiner Zeit als Taxifahrerin gute Ortskenntnisse, sonst wäre ich vielleicht vorbeigefahren. Hinter mir tauchte das Notarztfahrzeug auf und heftete sich an uns, sodass wir zur gleichen Zeit auf dem Parkplatz direkt vor dem Mehrfamilienhaus hielten. Im Laufschritt rannte der Notarzt voran. Wir zogen die Trage aus dem Wagen, nahmen unsere Ausrüstung und folgten ihm die gewundene Treppe hinauf. Oben im zweiten Stock war die Wohnungstür angelehnt. Der Notarzt stand noch mit der Ehefrau des Patienten im Flur.

»Gehen Sie durch, mein Mann ist in der Wohnstube«, sagte sie mit zitternder Stimme.

Ich nickte ihr zu. Ich kannte sie vom Sehen, sie arbeitete in einem Modegeschäft, in dem ich mir einmal einen Schal gekauft hatte. Aber wahrscheinlich hatte sie mich in meiner Rot-Kreuz-Jacke nicht wiedererkannt. Der Patient saß relativ ruhig und aufrecht auf einem Stuhl. Er unterhielt sich völlig normal mit uns und machte einen recht klaren Eindruck, allerdings war seine Haut eher blass, und er schwitzte. Es sah nicht nach einem dramatischen Fall aus, aber ich hatte schon öfters erlebt, dass der erste Schein trügen konnte.

»Hallo«, sagte ich, »wie fühlen Sie sich?«

»Nicht so gut.«

»Bekommen Sie gut Luft?«

»Es geht, ich bin ein bisschen kurzatmig.«

Wir fingen schon mal mit den Basismaßnahmen an. Rudi überprüfte Blutdruck und Blutzucker. Ich klemmte dem Mann am rechten Finger den »Fingerhut« fest, eine elektronische Vorrichtung, um den Sauerstoffgehalt im Blut zu kontrollieren. Außerdem legte ich einen kleinen Schlauch an, der Sauerstoff direkt in die Nase leitete.

»Unregelmäßiger Puls, fünfzig Schläge die Minute, kalter Schweiß, leichte Atemprobleme«, sagte Rudi, als der Notarzt das Zimmer betrat und übernahm.

»Was haben Sie denn für Beschwerden?«

»Mir ist unheimlich schlecht, und ich habe das Gefühl, als läge mir ein schweres Gewicht auf der Brust.«

»Druck oder Schmerz?«, fragte der Arzt.

»Starke Brustschmerzen auf der linken Seite, die kamen ganz plötzlich.« Der Patient verzog das Gesicht. »Seit heute Morgen.«

»Sind Sie Raucher?«

Der Mann nickte.

»Diese Probleme hatte er noch nie vorher gehabt«, mischte sich die aufgeregte Ehefrau ein. »Er war immer gesund und nimmt auch keine Medikamente.«

Der Notarzt hörte mit dem Stethoskop das Herz ab. »Sie haben vermutlich einen Herzinfarkt«, sagte er, »wir brauchen Gewissheit und legen ein EKG an.« Er wies uns an, ein

12-Kanal-EKG anzulegen, um unter anderem die Herzfrequenz und den Herzrhythmus bestimmen zu können.

»Sie müssen sich auf den Fußboden legen, damit wir Sie mit dem EKG verkabeln können,« erklärte ich dem Mann und reichte ihm zur Unterstützung meinen Arm.

»Ich lege jetzt einen venösen Zugang und gebe Ihnen Medikamente, dann werden Sie sich gleich besser fühlen«, sagte der Notarzt.

In der Zwischenzeit entfernte Rudi die Oberbekleidung und klebte mit geübten Griffen kleine Pads um die Herzgegend und auf Arme und Beine für die Verkabelung mit dem EKG. Den Blick des Mannes vergesse ich nie. Er starrte uns mit aufgerissenen Augen an. Der Patient hatte furchtbare Angst.

Sobald der Notarzt das EKG geprüft hatte, sagte er: »Jetzt pressierts, auf die Trage und ab ins Krankenhaus!«

Obwohl der Arzt völlig ruhig sprach, spürten wir seine Anspannung. Noch bevor wir den Mann auf die Trage heben konnten, verlor der Patient von einer Sekunde auf die andere das Bewusstsein, und der Monitor schlug Alarm. Herzstillstand! Jetzt stand das Leben des Mannes auf dem Spiel. Wir reagierten sofort. In dieser Lage hielt man sich nicht mit langen Erklärungen auf. »Weg!«, rief der Notarzt und drückte den Defibrillator auf die Brust des Mannes.

Der Körper des Patienten zuckte, die Ehefrau gab einen klagenden Laut von sich und schlug die Hände vors Gesicht. Im selben Atemzug schnappte sich Rudi den Blasebalg und beatmete den Patienten. Während der Arzt Adrenalin spritzte, setzten wir die Herzmassage und die Beatmung fort. Die Szene mit drei Personen, die versuchten, ihren Mann wiederzubeleben, ließ die Ehefrau erstarren. Sie wurde ganz still und sackte innerlich in sich zusammen.

Mehrmals noch probierte der Notarzt, das Herz des Patienten mit Stromstößen wieder in Gang zu bringen. Dennoch war es vergebens. »Todeszeitpunkt: 11.21 Uhr.« Er wandte sich an die Ehefrau. »Es tut mir sehr leid, wir haben Ihren Mann nicht retten können.«

Die Ehefrau verfiel in einen Schockzustand. Sie reagierte völlig entsetzt. »Wollen Sie damit sagen, dass er tot ist?«, schrie sie verzweifelt.

»Ich befürchte ja«, antwortete der Notarzt. »Ich kann Ihnen versichern, wir haben alles Menschenmögliche getan.« Er legte ihr tröstend die Hand auf den Arm. »Mein Beileid.« Auch er wirkte mitgenommen.

»Mein Gott«, stieß sie hervor und hielt sich an der Stuhllehne fest. »Heiner ist tot.« Sie blickte uns nacheinander an. »Ich verstehe das nicht«, flüsterte sie, »er hat doch gerade noch gesprochen.« Sie begann, heftig zu weinen. »Wir sind erst seit einem halben Jahr verheiratet.«

Wir vom Rettungsteam waren ebenso bestürzt. Auch wenn ich die Frau nur flüchtig kannte, fühlte ich mit ihr. Am liebsten hätte ich ihr einen Tee gekocht, mich mit ihr an den Tisch gesetzt und in Ruhe mit ihr gesprochen. Aber das war zu diesem Zeitpunkt noch nicht möglich. So sagte ich: »Mein aufrichtiges Beileid. Das ist eine schwere Zeit für Sie, das wissen wir.« Ich gab ihr die Hand.

Rudi kam mit einer unserer Einmaldecken und deckte ihren Mann zu.

»Was geschieht jetzt?«, schluchzte die Frau.

»Sie können einen Bestatter anrufen, er sorgt für das weitere Geschehen«, gab ich Auskunft.

»Ich kenne gar keinen.«

»Wir haben eine Liste mit Namen dabei.« Wir selbst durften kein Unternehmen vorschlagen. Wollten wir auch nicht, denn es kam immer wieder vor, dass wir mit den Bestattern vor Ort Kontakt hatten. Mir war da schon aufgefallen, wie sie versuchten, besonders freundlich zu uns zu sein, damit wir sie weiterempfahlen.

Der Notarzt packte seine Tasche. Er musste los, weil der nächste Notfall anstehen konnte, da ging es vielleicht wieder um Leben und Tod. Wir standen unter demselben Zeitdruck.

»Haben Sie noch irgendwelche Fragen? Können wir noch etwas für Sie tun?«, fragte ich.

Sie schüttelte den Kopf.

Wir räumten die über den Raum verteilten Sachen zusammen. Noch bevor der Bestatter kam, hatten wir uns verabschiedet. Es tat mir in der Seele weh, dass wir die Frau allein zurücklassen mussten. Ich hätte mir jemanden gewünscht, der ihr professionell hilft und zur Seite steht. Zu jener Zeit gab es die Krisenintervention noch nicht. Dieser wertvolle Dienst für die Angehörigen der Verstorbenen wurde später, nicht zuletzt durch diesen Notfall, auch bei uns im Landkreis eingerichtet.

Ein Nachbar streckte neugierig seinen Kopf aus dem Fenster. »Was ist denn los?«, rief er.

Aber wir gaben natürlich keine Informationen weiter, kommentarlos gingen wir zum Rettungswagen.

»Man glaubt, der Patient schafft es, dann schafft er es doch nicht«, sagte Rudi, als ich den Rettungswagen rückwärts in der Fahrzeughalle der Rettungswache einparkte.

Die Arbeiten am RTW lenkten mich ab. Erst später im Aufenthaltsraum unserer Rettungswache kamen die Gefühle hoch.

Ich holte mir erst einmal einen Kaffee. Nach der ersten Tasse ging es mir besser, und ich kramte mein Strickzeug hervor. Stricken hatte für mich immer eine beruhigende Wirkung, genauso wie die Gespräche mit den Kollegen. »Wie gefährlich und ernst Herzkrankheiten sein können, zeigt dieser Einsatz«, meinte ich zu Rudi.

Bevor er antworten konnte, meldete sich der Pieper erneut. Ein Notfall! Ich legte mein Strickzeug zur Seite. Drei Minuten später waren wir wieder auf der Straße.

Krisen-
intervention KIT

Trauerbegleitung – Erste Hilfe für die Seele

Während meiner Tätigkeit im Rettungsdienst war ich immer traurig und unzufrieden, wenn wir die Angehörigen verstorbener Menschen oder auch Haustiere allein zurücklassen mussten. Die Hinterbliebenen waren oft geschockt und überfordert, fingen an zu weinen oder konnten das Geschehen nicht begreifen. Sie in dieser Ausnahmesituation ohne Hilfe zu lassen, hat mich nicht befriedigt, mir war bewusst, dass es mehr braucht als die Bergung von Toten und Verletzten.

Als das Kriseninterventionsteam vom Roten Kreuz im Jahr 2000 gegründet wurde, meldete sich mein lang gehegter Wunsch zurück, diesen Menschen beizustehen. Von der ersten Stunde an war ich Mitglied im Team. Wir waren acht Freiwillige und kamen aus den unterschiedlichsten Berufsgruppen. Darunter war ein Selbstständiger mit einem Sportgeschäft, eine psychologische Beraterin, Rettungssanitäter, eine Angestellte, eine Notärztin sowie eine Beteiligte, die mit ihrem Mann einen Gartenbaubetrieb führte.

Ich nahm mir vor, die Schulung mit vollem Elan voranzutreiben. Was folgte, waren Wochenendseminare und Kurse, in denen wir zum Beispiel angemessene Kommunikation, Stressverhalten und das Verarbeiten von schwierigen Situationen lernten, dabei arbeiteten wir an Fallbeispielen. Am Ende der Ausbildung absolvierten wir eine Prüfung mit praktischen, schriftlichen und mündlichen Anteilen. Bis auf eine Teilnehmerin bestanden alle. Auch ich meisterte diese Hürde. Die beiden Psychologen, die die mündliche Befragung leiteten, bescheinigten mir, dass ich sehr gut für das Amt geeignet war.

Einfühlungsvermögen und die nötige Distanz brachte ich aus meinen Erfahrungen im Rettungsdienst mit, und durch die Kurse fühlte ich mich gut auf meine zukünftigen Aufgaben vorbereitet.

Wenn der Pieper losging, kam es für uns KIT-Mitarbeiter auf jede Minute an. Denn dieses Alarmsignal bedeutete, dass ein Mensch dringend Hilfe und Beistand benötigte. Meistens handelte es sich um Situationen, bei denen jemand zu Tode gekommen war: Suizidfälle, tragische Verkehrsunfälle, ein Todesfall innerhalb der Familie oder plötzlicher Kindstod. Auch bei der Überbringung einer Todesnachricht konnten Polizeibeamte von uns KIT-Mitarbeitern begleitet werden. Für die Polizisten waren wir oft eine große Entlastung, denn es war auch für sie eine der härtesten Aufgaben.

Wenn die Angehörigen eines Verstorbenen den Wunsch nach einer Krisenintervention äußerten oder wenn Notarzt, Feuerwehr oder Polizei den Eindruck hatten, dass die Betroffenen Beistand brauchten, alarmierte die Leitstelle die beiden diensthabenden KIT-Mitarbeiter. Im Notfall kam über Funk die Meldung: »Krisenintervention Westallgäu zum Einsatz.« Gewöhnlich waren wir zu zweit und fuhren auch unabhängig voneinander zu den Einsätzen.

Die Betroffenen, um die meine Kollegen und ich uns kümmerten, waren Menschen, für die in ihrer Krisensituation niemand Zeit hatte. Eine frühzeitige Betreuung war jedoch besonders wichtig. Durch unsere unaufdringliche Anwesenheit halfen wir den traumatisierten Menschen, die Krise besser zu bewältigen.

Ein häufiger Einsatzfall, zu dem unser Team gerufen wurde, war ein natürlicher Tod in häuslicher Umgebung. Dann herrschte sehr viel Stress vor Ort: Rettungsdienst, Notarzt, Bestatter und vielleicht noch die Polizei zogen ihr Programm durch. Die Hinterbliebenen waren aufgeregt, manchmal auch überfordert. Dann kamen wir und brachten Zeit und Ruhe mit. Jeder Einsatz war anders, und man musste sich immer wieder neu einlassen und individuell auf sein Gegenüber einstellen. Dafür brauchte es Empathie, aber auch die nötige Distanz. Wichtig war es, Ruhe im Chaos auszustrahlen und Herr der Lage zu sein.

In dunkelblauer Einsatzjacke mit dem DRK-KIT-Logo, schwarzer Hose, weißer Bluse, dunkelblauem Pullover und schwarzen Sicherheitsschuhen fuhren wir zu den Einsätzen. Auch ein Dienstausweis und eine Tasche gehörten dazu. Für die Betreuung brauchte ich nicht viel: neben Papiertaschentüchern, Schreibblock und Stift eine Kerze und ein Feuerzeug. Das Wichtigste war, dass jemand da war.

Der unerwartete Tod eines Angehörigen gehört zum Schlimmsten, was einem passieren kann. Gerade die ersten Minuten und Stunden können sehr belastend sein. Ein Schock geht meistens mit einem Gefühlschaos einher. Die Betroffenen befinden sich in einem Ausnahmezustand, sie spüren Wut, Trauer oder Orientierungslosigkeit und brauchen schnelle Hilfe. Viele wollen die Nachricht nicht wahrhaben, versinken in Erinnerungen an den Toten oder wissen nicht, was zu tun ist. Wir halfen diesen Menschen, aus diesem Zustand wieder herauszukommen und sich zu stabilisieren. Wir hörten zu, redeten mit ihnen und erklärten die nächsten Schritte. Wir gaben Ratschläge, wie sie einen Bestatter finden könnten, benachrichtigten Verwandte und kochten auch mal Tee oder Kaffee. Das Gefühl, nicht allein gelassen zu werden, war für viele schon heilsam und tröstlich.

Durch einfache Fragen merkte man schnell, ob die Leute zugänglich waren oder nicht. Fand ich keinen Zugang zu dem Betroffenen, konnte ich das Gespräch an den Kollegen übergeben. Man spürte sehr schnell, wer besser mit dem Betroffenen redete und wer organisierte. Ein Blickkontakt genügte meist. Es gab auch Personen, zu denen sich der Kontakt schwierig gestaltete. Wenn Angehörige die Betreuung ablehnten, zogen wir uns auch schnell wieder zurück. Es gab Hinterbliebene, die direkt sagten: »Gehen Sie, ich komme allein zurecht.«

Das akzeptierten wir, sich aufzudrängen, ist ein schwerer Fehler in der Krisenintervention.

Wir gaben immer ehrliche Antworten und beschönigten nichts. Wenn mich Hinterbliebene fragten: »Kommt er wirklich nicht wieder?« Dann sagte ich: »Nein«. So hart das auch sein mochte, und so weh es auch tat. Menschen sind zu diesem Zeitpunkt noch weit davon weg, reflektieren zu können, was passiert ist. Es geht dann um ganz konkrete Dinge. Zum Beispiel darum zu sagen: »Sie müssen jetzt nicht die Versicherung anrufen, sondern sich erst mal um sich selbst kümmern.« Den Menschen wurde ja buchstäblich der Boden unter den Füßen weggezogen.

Für die Trauerarbeit waren zwei Dinge wichtig: Tränen und die Verabschiedung von dem Toten. Darum haben wir, wann immer es möglich war, darum gebeten, den Sarg offen zu lassen, damit die Lebenden sich von den Toten verabschieden konnten. Das war der erste Schritt zum Begreifen und Annehmen des Unfassbaren.

Wenn wir das Gefühl hatten, alles getan zu haben, was möglich war, wenn eine Bezugsperson vor Ort war, die zur Seite stand, war der Einsatz beendet. Wir übernahmen ausschließlich die Erstbetreuung. In der Regel dauerte ein Einsatz zwei bis drei Stunden, in Ausnahmen schon mal länger. Bei schwierigen Fällen vermittelten wir professionelle Hilfsdienste.

Ich merkte schon, wie dankbar die Leute waren, nicht nur für die Anwesenheit und Hilfe, sondern auch dafür, dass man ihnen sagte, dass ihr Verhalten oder ihre Reaktion auf den Schock völlig normal waren. Viele schrieben uns beeindruckende Briefe oder spendeten für den Verein. Auch wenn es nicht immer leicht war, es war eine liebevolle Tätigkeit.

Nach dem Einsatz fühlte ich mich unterschiedlich, mal erfüllt und zufrieden, manchmal einfach nur erschöpft. Meist dachte ich, gut, dass wir da gewesen waren. Dabei bemühte ich mich, die Emotionen und das Erlebte nicht mit nach Hause zu nehmen. Wenn ich die Uniform ausgezogen hatte, war der Fall bestenfalls erledigt, aber nicht vergessen. Er musste auch verarbeitet werden. Wenn es hart auf hart kam, tankte man in den Teambesprechungen die nötige Kraft, um beim nächsten Einsatz wieder dabei zu sein.

Der Tod war auch bei uns zu Hause kein Tabu. Als meine Kinder erwachsen waren, fragten sie schon mal, was auf meinen KIT-Einsätzen passiert war. Zu viel erzählte ich aber nicht, schließlich hatte ich Schweigepflicht.

Diese ehrenamtliche Tätigkeit war und ist unentgeltlich. Es gab auch keine Aufwandsentschädigungen. Ich fuhr mit meinem Auto zum Einsatzort und bezahlte das Benzin aus eigener Tasche. Der Verein finanziert sich überwiegend durch Spenden.

In der Regel waren an jedem Tag im Jahr KIT-Mitarbeiter rund um die Uhr in Bereitschaft. Ich konnte ein bis zwei Dienste, die jeweils 24 Stunden dauerten, im Monat übernehmen.

Dazu kamen regelmäßige Vereinstreffen und gelegentliche Fortbildungen. Das Ehrenamt hatte ich zehn Jahre inne, sogar über die Rente hinaus. Erst als meine jüngere Schwester Ulrike an Krebs erkrankte und ich Zeit brauchte, um mich um sie zu kümmern, zog ich mich Stück für Stück zurück. Ulli und ich kamen uns während dieser Zeit sehr nahe. Leider hat sie es nicht geschafft, den Krebs zu besiegen. Sie fehlt mir sehr.

Aus meiner Arbeit im Rettungsdienst wusste ich, dass der Tod zum Leben gehört. Auch wenn das viele Menschen nicht wahrhaben wollen. Allerdings wurde ich längst nicht mit einem derartigen Ausmaß an Leid und Tod konfrontiert wie nun in der Krisenintervention. Die Umstände, unter denen wir arbeiteten, waren oft dramatisch. Jeder Fall war anders. Jeder Fall war ein Schicksalsschlag. Es waren Geschichten, die ans Herz gingen.

Suizid eines Familienvaters

Es war am späten Vormittag, ich war gerade vom Einkaufen nach Hause gekommen und dabei, die Lebensmittel in den Kühlschrank zu räumen, als ich zu einem Notfall gerufen wurde.

»Betreuung von Angehörigen nach Suizid«, meldete der Disponent der Rettungsleitstelle. »Die Polizei bittet dich um Rückruf.«

Ich ließ mir die Nummer geben und wurde zu den zuständigen Beamten durchgestellt. »Kommen Sie bitte direkt an den Unfallort«, bat mich der Polizeimeister. »Wir werden dann gemeinsam den Hinterbliebenen die Todesnachricht überbringen.«

»Selbstverständlich«, antwortete ich.

Hastig zog ich mich um und warf die wichtigsten Utensilien in meine Tasche. Zehn Minuten später saß ich im Auto auf dem Weg in eine größere Stadt im Westallgäu. Während ich zur Unfallstelle fuhr, machte ich mir Gedanken, was auf mich zukommen würde. Zu diesem Zeitpunkt wusste ich nur, dass sich ein Mann vor den Zug geworfen hatte. Ich hatte keine Ahnung, ob es sich um einen Jugendlichen oder einen Erwachsenen handelte. Mit jedem Kilometer, den ich zurücklegte, wurde mir mulmiger zumute. Ich versuchte, mich auf den Verkehr zu konzentrieren.

Von Weitem sah ich schon das Blaulicht der Streifenwagen. Die Bahnstrecke war abgesperrt. In einiger Entfernung standen ein Leichenwagen und eine Anzahl Schaulustiger. Am Unfallort erwartete mich ein Anblick, wie ich ihn noch nie gesehen hatte. Überall auf den Bahngleisen lagen Leichenteile. Die Gliedmaßen waren abgerissen, Knochen standen heraus, der Torso war nur noch in Stofffetzen gehüllt, und alles war voller Blut und Gewebefetzen. Ich war entsetzt.

Mein Kollege kam mir entgegen. »Sieht wüst aus«, sagte er.

Wir standen ein wenig ratlos herum und beobachteten die Szene, als uns ein Polizeibeamter ansprach: »Bitte helft uns beim Einsammeln der Körperteile«, sagte er.

Uns blieb keine andere Wahl. Wenn die unmissverständliche Aufforderung von der Polizei persönlich erfolgte, konnte man sich dem unmöglich entziehen. Wir streiften uns die Gummihandschuhe über und machten uns an die Arbeit. Eine Stunde lang bei voll gesperrter Bahnstrecke Leichenteile einsammeln, die als solche teilweise nicht mehr erkennbar waren, war nichts für schwache Mägen.

Inzwischen konnten die Personalien des Mannes ermittelt werden. Er war 42 Jahre alt, verheiratet, Vater zweier Kinder und wohnte ganz in der Nähe. Das Einfamilienhaus lag nur wenige Kilometer weiter, in einem Neubaugebiet. Nachdem wir unsere schwierige Aufgabe erledigt hatten, setzten wir uns in unsere Autos und folgten dem Polizeiwagen. Vor dem Haus des Verstorbenen stoppten wir.

Ein Polizist drückte auf die Klingel. Das war immer der schwerste Moment für mich im KIT-Einsatz, wenn der Klingelknopf gedrückt wurde, die Tür sich öffnete und ich wusste, das Leben dieses Menschen verändert sich jetzt brutal. Besorgt schaute ich mich um. Im Garten befand sich neben einer Schaukel ein Sandkasten. Uns allen stand ein harter Einsatz bevor.

Eine junge Frau mit einem Geschirrtuch in der Hand öffnete uns die Tür. »Ja?« Mit schrecklicher Vorahnung starrte sie uns an.

Einer der Polizisten stellte sich vor und fragte: »Sind Sie Frau Müller?«

»Ja«, sagte sie zögerlich.

»Können wir vielleicht reingehen, und ich erkläre Ihnen alles ganz in Ruhe?« Es gab eine wichtige Grundregel: Nie an der Tür Auskunft geben. Erst für einen geschützten Rahmen sorgen. Sonst konnte es sein, dass die Leute an der Haustür umfielen.

Sie führte uns ins Wohnzimmer, in dem ein gemütliches Durcheinander von Blumen, Zeitschriften und Kinderspielzeug herrschte. Wir setzten uns an den Tisch. Der Polizist kam schnell zur Sache. »Es tut mir leid, wir haben keine guten Nachrichten für Sie. Ihr Mann ist ums Leben gekommen.«

Stumm vor Entsetzen schaute sie uns an. »Was?«, fragte sie schließlich.

»Ja«, antwortete ich so sanft wie möglich: »Ihr Mann ist tot.« Das klang hart im ersten Moment, aber damit hatte sie die Möglichkeit, es zu verarbeiten.

Die Nachricht wühlte sie so sehr auf, dass sie am ganzen Körper zu zittern begann. Sie brach in Tränen aus. Wir schwiegen und warteten. Dann holte sie tief Luft und fragte: »Wie ist es passiert?«

»Wie es aussieht, war es Selbstmord. Ihr Mann ist von einem Zug erfasst worden«, erklärte ihr der Polizeibeamte. Er ging sehr einfühlsam mit der Situation um.

Sie schüttelte den Kopf. »Aber warum?«, fragte sie gequält. Einen Moment herrschte Schweigen. »Ich habe die Sirenen gehört und mich über das viele Blaulicht gewundert«, erzählte sie uns, als sie sich etwas beruhigt hatte. »Als ich zum Küchenfenster ging, sah ich Polizeiautos an unserem Haus vorbeifahren. Ich wusste, dass was passiert ist, ich hatte so ein komisches Gefühl.«

Die Polizei musste ihre Arbeit machen und ermitteln. Sie stellten noch einige Fragen, dann verabschiedeten sie sich.

»Wir bleiben gern noch, wenn Sie es möchten«, bot ihr mein Kollege an.

Dankbar nahm sie unsere Unterstützung an.

»Können wir jemanden für Sie benachrichtigen?«, fragte ich.

»Meine Eltern. Sie möchten bitte die Kinder von der Schule und aus dem Kindergarten abholen.«

Wir sprachen über eine Stunde miteinander. Weinend beichtete sie uns, dass ihr Mann und sie sich an diesem Morgen vor den Kindern über die bevorstehende Trennung gestritten hatten. »Unsere Ehe war am Ende«, sagte sie. »Ich habe mich gefühlt wie im falschen Leben. Ich wollte mich scheiden lassen. Er wollte das nicht. Schließlich ist er aus dem Haus gestürmt. Ich habe doch nie damit gerechnet, dass er sich umbringt.«

Dann kamen ihre Eltern mit den beiden Kindern, und für uns wurde es Zeit aufzubrechen.

Mein Heimweg führte mich an den Bahngleisen vorbei. Es war nichts mehr von dem Unglück zu sehen. Ich dachte an den Lokführer. Es muss auch für ihn extrem belastend gewesen sein. Er hätte als Augenzeuge dieses Unglücks sicherlich genauso unsere Hilfe gebraucht wie die junge Frau des Verstorbenen.

Schock auf der Baustelle

Unser nächster Einsatz führte uns ins Allgäu. Wir sollten Arbeiter betreuen, die mitansehen mussten, wie ihr Kollege bei einem Unglücksfall ums Leben kam. Der junge Mann hatte in der Firma seines Onkels gearbeitet, die aus vorgefertigten Teilen Fertighäuser errichtete. An diesem Tag sollten die Bauelemente montiert werden. Eine Außenwand hatte bereits am Haken des Kranes gehangen, und der junge Zimmermann war unten gestanden, um sie entgegenzunehmen und passgenau auf die Bodenplatte in ein Mörtelbett einzusetzen. Genau in diesem Moment hatte sich das schwere Bauteil vom Haken gelöst und den Mann halb unter sich begraben. Der 29-Jährige war vermutlich sofort tot gewesen.

Als mein Kollege und ich den Einsatzort erreichten, lag das Opfer noch eingeklemmt unter der Wand. Rettungsdienst, Notarzt, Polizei, Spurensicherung, Staatsanwaltschaft,

Bestatter – alle waren vor Ort. Während die Polizei ermittelte, ob es irgendwelche Verdachtsmomente gab, die darauf hinwiesen, dass es kein Unfall gewesen war, betreuten wir die geschockten Arbeitskollegen, die alles beobachtet hatten. Plötzlich klingelte das Handy des Toten. Nach mehrmaligem Klingeln verstummte es. Als nach kurzer Zeit das Läuten erneut einsetzte, sagte ich zu einem Polizisten: »Da müsste jemand rangehen.«

Daraufhin kletterte der Polizist in die Baugrube, zog das Handy aus der Tasche des Toten und nahm den Anruf entgegen. Als er wieder auftauchte, sah er völlig geschafft aus. »Es war seine Verlobte«, sagte er. »Sie fragte, warum er sich nicht meldet.«

Ich fand das sehr tragisch, als ob die Lebensgefährtin bereits geahnt hätte, dass etwas Schreckliches geschehen war. Natürlich hatte der Polizist keine Auskunft am Telefon gegeben, er war ganz unverbindlich geblieben.

Auch der Bauherr war extrem geschockt. Er war an diesem für ihn besonderen Tag mit auf der Baustelle, um bei der Aufstellung seines Eigenheims dabei zu sein. Ich weiß noch, wie er mit Tränen in den Augen sagte: »Jetzt will ich das Haus gar nicht mehr haben.«

Noch in derselben Stunde bat uns die Polizei, sie bei der undankbaren Aufgabe zu begleiten, den Angehörigen die Todesnachricht zu überbringen. Gemeinsam erreichten wir die Fertighausfirma und machten uns auf den Weg zum Büro des Bauleiters. Eine Sekretärin meldete uns an. Der Bauleiter, ein hagerer Mann in den Fünfzigern, saß hinter einem Schreibtisch. Bei unserem Anblick erhob er sich überrascht von seinem Stuhl.

»Wir würden gern mit Ihnen über Ihren Neffen sprechen«, sagte der Polizeibeamte.

»Warum?«, wollte er wissen und musterte uns irritiert.

»Bedauerlicherweise müssen wir Ihnen sagen, dass es auf der Baustelle einen Unfall gegeben hat, bei dem Ihr Neffe ums Leben kam.«

Nach diesen Worten sackte der Mann auf seinem Sitz zurück. Für einen Moment verschlug es ihm die Sprache. »Aber wieso?«, fragte er schließlich verzweifelt.

Ein Polizist berichtete mit knappen Worten den Unfallhergang. »Es ging schnell, er musste nicht leiden.«

Als der amtliche Auftrag erledigt war, übernahmen wir vom KIT und kümmerten uns um ihn und seine Mitarbeiter.

»Wir sind hier, weil wir Ihnen helfen wollen. Sie können uns alles fragen, wir stehen Ihnen zur Seite«, sagte mein Kollege.

Der Mann war gänzlich überfordert mit der Situation. »Was soll ich denn jetzt machen?« Er sah uns verzweifelt an. Es war ein entsetzlicher Schlag für ihn.

»Sie können Ihre Familie oder enge Freunde anrufen und sie bitten herzukommen«, schlug ich vor.

»Nein«, er schüttelte den Kopf.

»Sind Sie sicher?«, fragte ich. »Wir können auch gern für Sie telefonieren.«

»Später.« Er brauchte noch einen Moment, um sich zu sammeln. Aufgewühlt rieb er sich die Hände. Dann nahm er erkennbar alle Kraft zusammen und erzählte uns, dass es außer seinem Neffen niemanden mehr gab. »Mein Neffe war wie ein Sohn für mich. Er wohnte bei mir und sollte eines Tages mein Nachfolger werden«, schluchzte er.

Die Sekretärin brachte uns Kaffee und setzte sich zu uns. Sie habe den jungen Mann sehr gemocht, erzählte sie uns. Gemeinsam verbrachten wir die nächste Stunde. Als der Bauunternehmer sich gefasst hatte, griff er zum Telefon, um die Verlobte seines Neffen anzurufen. »Sie wollten im Frühjahr heiraten. Jetzt wird nichts mehr so sein, wie es war.«

Es war vereinbart, dass wir gingen, bevor die Verlobte kam. Während wir uns verabschiedeten, fragte er: »Kann ich meinen Neffen vor der Beerdigung noch einmal sehen?«

Natürlich erfüllten wir ihm diesen Wunsch. Weil der Leichnam von der Staatsanwaltschaft noch nicht freigegeben war, war das erst am nächsten Tag möglich. Wir begleiteten ihn in die Leichenhalle, wo der Verstorbene aufgebahrt war. Bis heute kann ich den Schmerz, der diesen Mann durchströmte, nicht in Worte fassen. Es war ein schwerer Abschied für ihn.

Auch die Lebensgefährtin des jungen Mannes tat mir unendlich leid. Ich hoffte sehr, dass beide in ein geregeltes Leben zurückfinden konnten.

Leider führte uns das Schicksal bald wieder ins Allgäu. Bei einem Verkehrsunfall erlitten zwei Menschen tödliche Verletzungen.

Schwerer Unfall

Die Alarmierung erfolgte an einem frühen Montagmorgen. Ein 26-jähriger Mann und sein fünfzigjähriger Onkel waren auf dem Weg zur Arbeit tödlich verunglückt. Die Polizei hatte die Todesnachricht bereits überbracht, wir wurden angefordert, um die Angehörigen des jungen Mannes zu betreuen. Ich kann mich noch erinnern, dass es ein schöner Herbsttag war, als ich Richtung Kempten fuhr. Das bunte Laub hing an den Bäumen, und es war richtig warm.

Die Familie lebte auf einem Bauernhof. Die Eltern und die Zwillingsschwester standen unter Schock. Für die Schwester brach eine Welt zusammen, sie war so verzweifelt über den Verlust ihres geliebten Bruders, sie konnte gar nicht mehr aufhören zu weinen. Wir kochten Kaffee, setzten uns mit ihnen an den Tisch und zündeten eine Kerze an. Wie genau es zu dem Unfall gekommen war, war zunächst unklar. Die Polizei hatte berichtet, dass das Auto aus unbekannter Ursache von der Fahrbahn abgekommen und frontal gegen einen Baum geprallt war. Wir merkten schnell, dass neben dem entsetzlichen Tod ein weiterer Kummer die Eltern quälte. »Unser Sohn fuhr das Auto«, erklärte uns schließlich der Vater, »wir haben Sorge, dass die Frau meines Bruders ihm die Schuld an dem Unfall gibt und dass das unsere Familie auseinanderbringt.«

Wir gaben den Rat, die Frau anzurufen, damit sie als Betroffene an unserem Gespräch teilhaben konnte. Damit waren alle einverstanden, und der Mann griff zum Telefon. Gott sei Dank war sie bereit, sofort zu kommen. Gemeinsam verbrachten wir die ersten schwierigen Stunden. Wir sprachen über das Unglück, ihre Trauer und die Angst vor Vorwürfen. Als die Familie genug Kraft gesammelt hatte, bat sie uns, sie zu den Verstorbenen zu begleiten, die bereits in einer nahen Kapelle aufgebahrt waren. Da wir nicht abschätzen konnten, ob eine Verabschiedung für die Hinterbliebenen bedenkenlos möglich war, verabredeten wir, uns eine halbe Stunde später dort zu treffen.

Sofern es machbar war, schauten wir uns die Opfer nach einem Unfall an. Nicht selten halfen wir mit, den Toten für die letzte Begegnung vorzubereiten. Wir verdeckten zum Beispiel Verletzungen, damit den Hinterbliebenen ein schlimmer Anblick erspart blieb.

Die offenen Särge standen nebeneinander. Die Gesichtszüge des jungen Mannes wirkten entspannt und friedlich. Der Mund des Onkels war weit aufgerissen. »Er sieht aus, als würde er vor Angst schreien«, sagte ich. »Leider hat die Leichenstarre schon eingesetzt, da können wir nichts mehr machen.«

Wenig später versammelten sich die Angehörigen um die Särge. Als sie anfingen zu beten, wollten wir nicht stören und zogen uns etwas zurück.

Bei der Verabschiedung sagte die Mutter des Verstorbenen: »Sie waren uns in dieser schweren Stunde ein großer Trost.«

»Das war doch selbstverständlich«, antwortete ich.

Ich ging mit einem guten Gefühl nach Hause. Dieser Einsatz zeigte, wie wertvoll unsere Arbeit war. Meistens half das Verabschieden den Hinterbliebenen. Dass dies auch für Tiere wichtig sein konnte, erfuhr ich an einem Samstag im August.

Letzter Gruß

Früh am Morgen wurde ich vom Alarmmelder geweckt. Ein Mann war tot. Er war friedlich nach langer Krankheit im Alter von 86 Jahren in seiner häuslichen Umgebung gestorben. Der Arzt hatte bereits offiziell den Tod festgestellt und bestätigt, dass die Ehefrau nun in den ersten Stunden unseren Beistand benötigte. Ich stolperte ins Bad, schlang ein schnelles

Frühstück hinunter und machte mich auf den Weg. Als ich auf den vorgelagerten Parkplatz des Mehrfamilienhauses einbog, stand schon das Auto meiner Kollegin da. Wir fuhren immer getrennt zum Einsatzort und warteten dort auf den Kollegen, damit wir zusammen bei den Angehörigen ankamen.

Bei unserer Ankunft waren die Bestatter bereits anwesend, hielten aber respektvoll Abstand. Der Verstorbene lag noch in seinem Pflegebett im Wohnzimmer. Seine Frau stand am Fußende und weinte. Obwohl sie Zeit gehabt hatte, sich auf seinen Tod vorzubereiten, war ihr der Schock nicht erspart geblieben. Wir versuchten herauszufinden, was wir für sie tun konnten. »Wie können wir helfen?«, erkundigte ich mich.

»Ich möchte so gern noch ein Weilchen bei meinem Mann sitzen«, bat sie uns.

Wir zogen ihr einen Stuhl herbei und hielten uns im Hintergrund. Derweil sah ich mich um. Das Wohnzimmer war gemütlich eingerichtet, mit einer Anbauwand, einem Fernseher und einem Sofa, alles war liebevoll dekoriert. Während meine Augen weiter durch den Raum wanderten, sah ich in der Küche, die mit einem Glasfenster zum Wohnzimmer versehen war, eine Katze, die aufgeregt hin und her lief und ans Fenster kratzte. Mit Katzen war ich vertraut, ich hatte selbst zwei. Das Tier sah aus, als ob es sich unbehaglich fühlte. Rasch wurde mir klar, dass die Katze zu dem Verstorbenen wollte. »Vielleicht möchte Ihre Katze ein letztes Mal Lebewohl sagen«, meinte ich.

»Glauben Sie?« Die Frau stand langsam auf und öffnete zögernd die Küchentür. Sofort sprang die Katze vom Fenster, schlüpfte durch die Tür und kletterte auf das Pflegebett. Als die Katze den Mann ausgiebig erst an den Händen, dann im Gesicht beschnupperte, entspannte sich die Frau merklich. »Ach, die Pussy«, sagte sie und ihre Stimme klang plötzlich heller. »Sie hängt ja so an meinem Mann. Jeden Abend hat sie es sich neben ihm im Bett gemütlich gemacht.«

Nach einiger Zeit war die Katze zufrieden, strich noch einmal um die Beine des Mannes und huschte davon.

»Das ist ja unglaublich«, staunte meine Kollegin.

»Wer keine Katze hat, kann das nicht verstehen«, sagte ich. »Ihr Besitzer ist gestorben, für eine Katze bedeutet das eine Menge, sie trauert auch.«

Die Bestatter begannen mit ihren Vorbereitungen. Sie schoben einen Rollwagen mit dem Sarg zu dem Krankenbett und hoben den Leichnam hinein. Dann brachten sie ihn aus dem Haus.

»Sie sollten jetzt nicht allein sein, gibt es jemanden den wir anrufen können?«, fragte meine Kollegin.

»Meine Schwester, sie wohnt nicht weit von uns.«

Sie nannte uns die Telefonnummer, und als die Schwester eintraf, gab es nichts mehr für uns zu tun. Bevor wir gingen, reichte sie uns die Hand. »Ich kann Ihnen gar nicht sagen, wie dankbar ich Ihnen bin«, sagte sie.

Katzen sind anhänglich und merken Veränderungen schnell. Sie sind reine Gewohnheitstiere und reagieren auf eine Umstellung je nach Persönlichkeit mit mehr oder weniger Stress. Diese Katze hatte sich an die ständige Anwesenheit des Mannes gewöhnt und die Veränderung gespürt. Durch das ausgiebige Beschnuppern war der Übergang für das Tier nicht so abrupt. Es konnte sich nun sanft und behutsam auf die neue Situation einstellen.

Kurzes Leben

Wenige Wochen nach dieser denkwürdigen Verabschiedung wurden wir mit einem weiteren Notfall konfrontiert. Ein drei Monate altes Baby war plötzlich verstorben, und seine jungen Eltern benötigten viel Kraft, um mit dem traurigen Verlust fertigzuwerden.

Wenn ein zuvor gesundes Baby im ersten Lebensjahr völlig unerwartet stirbt, spricht man vom plötzlichen Kindstod. Es passiert während des Schlafes: Die Kinder hören plötzlich auf zu atmen, einfach so. Die Ursachen dafür können bis heute nicht genau bestimmt werden. Für Eltern, die ihr totes Kind finden, bricht eine Welt zusammen. Neben dem Schock und der maßlosen Trauer leiden sie meist noch unter starken Schuldgefühlen und Selbstzweifeln. Erschwerend kommt hinzu, dass die Polizei – wie es in solchen tragischen Fällen Vorschrift ist – den Leichnam des Säuglings zur Obduktion überführen muss. Da kann schon der Gedanke aufkommen: »Die denken doch nicht, dass wir was damit zu tun haben?«

All das ging mir durch den Kopf, als ich zu der angegebenen Adresse fuhr. Ich fragte mich, ob wir den betroffenen Eltern wirklich Trost spenden konnten. Dort angekommen, wartete ich wie vereinbart auf meine Kollegin. Der Rettungsdienst und der Notarzt waren schon abgefahren. Gemeinsam begaben wir uns zum Eingang. Ein Kriminalbeamter ließ uns ein. »Gut, dass Sie da sind«, begrüßte er uns leise. Er hielt sich nicht mit langen Reden auf, sondern ging unverzüglich zurück in die Küche, um weiter die Eltern zu befragen.

Es war still in der Wohnung. Im Schlafzimmer fanden wir die zuständigen Bestatter. Vor ihnen auf einem Wickeltisch lag das leblose Baby. Der Anblick dieses Kindes berührte mich zutiefst. Das kleine Gesicht war sehr blass und die Lippen tiefblau. Als die Kripobeamten sich verabschiedeten, wickelten die Bestatter das Baby in ein Tuch und trugen es hinaus. Wir gingen zu den Eltern in die Küche, die noch immer stocksteif am Tisch saßen. Wir versuchten, uns ihnen vorsichtig zu nähern.

»Dürfen wir uns dazusetzen?«, fragte ich.

Beide nickten, drückten den Rest ihrer Zigarette aus und steckten sich eine neue an.

»Können wir jemanden für Sie benachrichtigen?«

»Meine Mutter kommt«, sagte die junge Frau.

Es entstand eine Pause, in der beide ihre Zigarette zu Ende rauchten und sich eine weitere anzündeten. Mit dem jungen Paar kamen wir nur schleppend ins Gespräch. Es war immer schwierig, mit Menschen in Kontakt zu kommen, die wie erstarrt waren. Die Verzweiflung musste man aushalten. Wir redeten ein wenig und erklärten, wohin ihr Kind gebracht wurde. Dann schwiegen wir mit ihnen. Auch das war Teil unserer Arbeit.

In der Zwischenzeit traf die Großmutter des Kindes ein. Sie lief an uns vorbei ins Kinderzimmer und stellte sich vor das leere Bettchen. »Mein Gott«, rief sie verzweifelt, »hätte der Herrgott doch lieber mich alte Kuh zu sich genommen.«

Die Eltern standen zwar unter Schock, aber wir hatten den Eindruck, sie wollten das lieber unter sich ausmachen. Sie brauchten Zeit und Ruhe, um mit diesem plötzlichen Verlust fertigzuwerden. Wir hinterließen Adressen von Einrichtungen, an die sie sich bei Bedarf wenden konnten. Natürlich wussten wir, dass wir ihnen nicht wirklich helfen konnten, aber wir waren da, um ein bisschen Halt zu geben.

Im Laufe meiner Tätigkeit wurde ich oft mit dramatischen Einsätzen konfrontiert. Wir waren daraufhin ausgebildet, unseren Dienst von unserem privaten Leben zu trennen. Irgendwann hatte ich für mich beschlossen, dass ich mitfühlen, aber nicht mitleiden durfte. Das gelang mir dank meiner Erfahrungen im Rettungsdienst ganz gut. Mit Leid umzugehen, war mein Job.

Das Sterben ist aus unserem Alltag meist verdrängt. Ich stand vielen Angehörigen in ihren schwersten Stunden zur Seite. Im vertrauten Umfeld fällt es oft leichter, den Tod zu begreifen und darüber zu sprechen. Es müssen nicht immer die richtigen Worte gefunden werden. Es hilft schon zu sagen: »Ich bin für dich da.«

Unser Einsatz war zeitlich begrenzt und bezog sich ausschließlich auf die akute Krisenintervention. In einigen Fällen, wie im Falle des verstorbenen Babys, brauchte es eine längerfristige Unterstützung. Es würde Zeit und Kraft kosten, bis die Wunden der Eltern heilen und sie über diesen schmerzlichen Verlust hinwegkommen würden. Ich wünschte es ihnen sehr.

Genug ist genug

Die Neue

Für mich war es nichts Besonderes, als einzige Frau im Kollegium zu arbeiten. Das war ich gewohnt, und ich vermisste es nicht, dass ich keine Kollegin hatte, mit der ich mich hätte austauschen können. Anfang 2000 absolvierte Karin bei uns ein Praktikum. Sie war Mitte zwanzig, besaß eine natürliche Ausstrahlung und war höchst motiviert. Die Männer nahmen sie freundlich im Team auf, und auch ich war neugierig auf sie. Nachdem ihre Bewerbung auf einen Studienplatz in Medizin abgelehnt worden war, beschloss Karin, die Wartezeit sinnvoll zu nutzen. Eine Ausbildung zur Rettungsassistentin schien ihr eine sinnvolle Überbrückung zu sein.

Natürlich führte das im Kollegenkreis zu intensiven Diskussionen. Die meisten waren dafür. Rudi war zuerst dagegen. Vor allem da absehbar war, dass sie lediglich für eine Übergangszeit bei uns tätig sein würde. Auch mich fragten die Kollegen nach meiner Meinung. Da ich kaum mit ihr zusammengearbeitet hatte, wollte ich mich nicht an dieser Auseinandersetzung beteiligen. Zwar wirkte Karin auf mich etwas hochnäsig, und ich befürchtete, dass sie mit ihrer schmächtigen Statur Probleme beim Tragen haben würde, aber ich wollte ihrer Festanstellung nicht im Wege stehen, so sagte ich: »Ich habe nichts dagegen.«

Bei Rudi bemerkte ich einen raschen Wandel. Im Dienst suchte er immer mehr Karins Nähe, und als Mitglied im Betriebsrat setzte er sich für ihre Anstellung ein. Alles lief gut, und die neue Kollegin erhielt den Job. Das stieß rundum auf Zustimmung.

Freundinnen sind wir nicht geworden, dafür lagen wir schon altersmäßig zu sehr auseinander. Außerdem hatten wir auch nur wenig miteinander zu tun. Da der Rettungswagen nicht mit zwei Frauen besetzt wurde, trafen wir uns nur beim Schichtwechsel oder gelegentlich zu Besprechungen.

Mittlerweile war eine Änderung im Schichtplan eingeführt worden. Nun fuhren wir nicht mehr mit festen Partnern, sondern die Grundpartner wurden durchgetauscht. Das bedeutete, dass wir bei jeder Schicht einen anderen Kollegen zugeteilt bekamen. Damit wollte man verhindern, dass wir uns zu sehr auf einen Partner fixierten. Bei krankheits- oder urlaubsbedingtem Ausfall sollte man mit allen Kollegen effektiv arbeiten können.

Ich fand das schade. Rudi und ich waren ein gut eingespieltes Team, und das war viel wert. Von da an waren wir nur noch selten zusammen unterwegs. Irgendwie gelang es Rudi besonders häufig, mit der neuen Kollegin Dienst zu schieben.

Souverän meisterte die zierliche Karin die Anforderungen im Rettungsdienst. Nach ihrer Ausbildung arbeitete sie noch einige Monate bei uns. Ihre Beschäftigung endete, als sie einen Platz fürs Medizinstudium erlangte. Heute lebt sie als Anästhesistin in einer großen Stadt in Süddeutschland.

Bis zu meinem Ausscheiden aus dem Rettungsdienst wurde, wahrscheinlich mangels Bewerbungen, keine Frau mehr hauptberuflich eingestellt. Ich war also wieder die einzige Retterin im Männerteam. Ich hätte allerdings nichts gegen weitere weibliche Unterstützung gehabt. Eine oder mehrere Kolleginnen wären aber nur interessant gewesen, wenn wir als Team hätten zusammenarbeiten dürfen. Das war aber um die Jahrtausendwende noch immer nicht erlaubt.

So freute ich mich, dass sich zunehmend Frauen trauten, ehrenamtlich auf dem Rettungswagen mitzufahren. Wir begegneten uns zwar selten, denn unsere Gruppen waren getrennt. Wir Hauptberuflichen hatten unter der Woche Dienst und die Ehrenamtlichen nur am Wochenende.

Erst als ich in Rente war, wurden mehr und mehr junge Frauen fest angestellt. Inzwischen hat sich in der Berufswelt einiges geändert. Was zu meiner Zeit noch eine Ausnahme war, ist heute Normalität. Im Rettungsdienst gibt es zwar immer noch einen höheren Männeranteil, eine rein weibliche Besatzung auf dem Rettungs- und Krankentransportwagen ist aber nichts Besonderes mehr. Frauen können heutzutage theoretisch jeden Beruf ausüben, das Geschlechterklischee gibt es auch im Rettungsdienst nicht mehr.

Ein Knochenjob

Zugeparkte Straßen, unvernünftige Autofahrer, verwinkelte Treppenhäuser und schwere Patienten, mein Job forderte Körper und Psyche. Je älter ich wurde, umso mehr ging mir das schwere Heben und Tragen von Patienten an die Substanz. Es war durchaus ein Knochenjob, wenn man einen Neunzig-Kilogramm-Mann bis unters Dach tragen musste und einem fast die Oberschenkel platzten. Derartige Einsätze waren auch nicht gerade bandscheibenschonend. Nicht immer konnten wir mit dem Rettungswagen direkt am Notfallort halten, und wenn die gesamte Notfallausrüstung über steile Böschungen hinaufgeschleppt werden musste, hatte ich Angst, dass mir unterwegs zum Patienten die Luft ausging.

Auch das Arbeiten in einer Zwangshaltung, wenn man sich zum Beispiel zwischen Wand und Bett krümmte, um den Patienten hochzuheben, schädigte mit der Zeit die Wirbelsäule.

Manche meiner Kollegen litten unter heftigen Rückenproblemen. Doch obwohl in vielen Studien bewiesen wurde, wie belastend unser Beruf für den Rücken war, wurde ein Bandscheibenvorfall von der Berufsgenossenschaft nicht als Berufskrankheit anerkannt. Während es in der Baubranche klare Regeln für die Belastungsgrenzen gab, war das im Rettungsdienst nicht der Fall. Unser Tragestuhl wog 21 Kilogramm, wohlgemerkt ohne Patienten.

Lange Zeit schleppten meine Partner und ich alle Menschen mit hohem Körpergewicht selbst, bis junge Kollegen ins Team kamen und bei XXL-Patienten bedenkenlos die Feuerwehr als Tragehilfe anforderten. »Das machen wir jetzt auch«, bestimmte ich und rief, wenn nichts mehr ging, über die Leitstelle die Feuerwehr zur Unterstützung. Eine enorme Entlastung.

Reanimation ist Schwerstarbeit für die Retter. Wir kämpften verzweifelt auf den Knien um das Leben der Patienten. Das konnte lange dauern und forderte uns körperlich sehr. Vor allem im Sommer kam man dabei ordentlich ins Schwitzen. Es war schön, wenn man Menschen wieder ins Leben zurückholen konnte, aber oft genug blieb eine Reanimation erfolglos, und dann mussten wir mit dem Erlebten umgehen können. Ich hatte tolle Kollegen, mit denen ich schwierige Erfahrungen verarbeiten konnte. Trotzdem gingen mir einige Einsätze sehr nahe.

Wir betreuten Patienten, die eine hoch ansteckende Infektion hatten. Zumindest war Corona zu dieser Zeit noch kein Thema. Dagegen wurden wir zum Beispiel mit Hepatitis, HIV oder Krankenhauskeimen wie MRSA konfrontiert. Wir hatten auch Fälle von Tuberkulose und Meningitis dabei. Dann hieß es Ganzkörperschutzanzug und Mund-Nasen-Schutz an. Handschuhe trugen wir sowieso immer, und um den Infektionsschutz zu optimieren, zogen wir ein zweites Paar darüber. Damit fühlten wir uns ausreichend geschützt, aber ein gewisses Restrisiko blieb immer. Gott sei Dank wurden weder meine Kollegen noch ich je angesteckt.

Als Fahrerin hatte ich den Vorteil, dass meine Kollegen oft sagten: »Waldi, bleib sitzen und mach die Trennscheibe zu.«

So kam ich mit den gefährlichen Keimen zunächst nicht in Berührung. Hinterher war ich allerdings bei der gründlichen Desinfektion des Rettungswagens dabei.

Wir waren bei jeder Witterung und jeder Temperatur im Einsatz und mussten auch unter Stressbedingungen stets professionell funktionieren. Bei eisglatten oder schneebedeckten Straßen waren Überholvorgänge schwierig und gefährlich. Auch eine Routinefahrt konnte dann zur Belastungsprobe werden.

Mit Schneeketten zum Einsatz

Im Winter sollten wir einmal einen Patienten mit dem Krankentransportwagen vom Lindenberger Krankenhaus in eine Rehaklinik nach Bad Krozingen verlegen. Am frühen Morgen brachen wir bei dichtem Schneetreiben nach Lindenberg auf, um den Patienten abzuholen. Lindenberg liegt im Allgäu, in einer Höhe von über 750 Metern über dem Meeresspiegel. Mir schwante Übles. Die Kälte war weniger das Problem, ich sah keine hundert Meter weit, und der Schneefall wurde immer stärker.

Nach wenigen Kilometern ließen wir die Autobahn hinter uns. Vor dem Rohrach, ein kurvenreicher Teil der Alpenstraße und die wichtigste Verbindung zwischen dem Westallgäu und dem Landkreis Lindau, ging nichts mehr. Angesichts der glatten und verschneiten Fahrbahn blieben Lastwagen liegen, stellten sich quer und blockierten die Straße. Kein Fahrzeug kam mehr voran.

»Hier kommen wir nicht weiter«, sagte ich zu meinem Kollegen und funkte die Leitstelle an, um nachzufragen, ob man den Transport vielleicht verschieben könnte.

»Nein«, funkte die Kollegin zurück. »Der Patient wird heute noch in der Rehaklinik erwartet. Ihr müsst fahren, aber Sicherheit hat oberstes Gebot.«

Ich drehte um und nahm eine andere Route, eine, die für Lkws nicht zugelassen war. Zuerst kamen wir ganz passabel voran. Aber durch den ständigen Schneefall und die Steigungen griffen die Reifen unseres Krankentransportwagens kaum. Das Fahrzeug begann zu schlingern, und ich kam ganz schön ins Schwitzen. Schließlich hielt ich an, und wir zogen im Schneegestöber die Schneeketten auf. Wir waren völlig durchnässt, als wir wieder im Wagen saßen. Im Schritttempo rollten wir dahin. Tapfer kämpfte sich der Wagen die letzte Steigung hinauf.

Mit beträchtlicher Verspätung erreichten wir das Krankenhaus. Geduldig hatte der Patient auf unsere Ankunft gewartet. Nachdem wir ihn eingeladen hatten, rumpelten wir los. Der Weg zurück nach Lindau und von dort weiter in den Schwarzwald bereitete mir Sorgen. Wenn der Schnee noch höher stand, saßen wir fest, mit Patienten an Bord. Noch immer schneite es heftig. Der Neuschnee sammelte sich am Straßenrand und türmte sich zu gefährlichen Schneeverwehungen auf. Jetzt bloß nicht festfahren, dachte ich. Doch wir hatten Glück. Wir kamen zwar nur langsam voran, und ich musste extreme Vorsicht walten lassen, aber wir erreichten Lindau ohne weitere Zwischenfälle. Dort waren die Hauptstraßen inzwischen freigeräumt.

»Wir montieren die Schneeketten ab, sonst dürfen wir nicht schneller als fünfzig fahren«, sagte ich und hielt auf einem Parkplatz.

Schneeflocken wehten uns in die Augen, und als wir wieder in den Wagen stiegen, waren wir durchgefroren. Meine Finger waren so kalt, dass ich sie kaum noch bewegen konnte. Ich biss die Zähne zusammen. Jetzt hatten wir noch knapp zweihundert Kilometer und einige Höhenmeter vor uns. Bei dieser kritischen Wetterlage würde es natürlich länger als üblicherweise dauern, bis wir Bad Krozingen in Baden-Württemberg erreichten.

Ab Wasserburg besserten sich die Witterungsverhältnisse, und als wir uns Nonnenhorn näherten, hörte es auf zu schneien und die Sonne brach durch die Wolkendecke. Wir hatten freie Fahrt bis Bad Krozingen. Ich war unendlich erleichtert. Keine einzige Schneeflocke trübte mehr unsere Sicht, und im Schwarzwald erwarteten uns statt Schneechaos grüne Wiesen.

Während der Patient auf sein Zimmer gebracht wurde, um sich in der modernen Rehaklinik drei Wochen von den Folgen einer schweren Operation zu erholen, saßen wir in der Kantine. Dort gönnten wir uns einen großen Becher heißen Kaffee und ein Stück Kuchen. Erfreulicherweise kehrten wir vor Einbruch der Dunkelheit nach Lindau zurück.

Mobbing

Bis 1999 lief in meinem Job alles bestens. Doch die immer höhere Anzahl an Rettungseinsätzen und die Wechselschichten auf dem RTW mit der 45-Stunden-Woche setzten mich, wie alle Kollegen, unter Stress. So war ich sehr froh, dass ich mit 55 Jahren, wie im Rettungsdienst üblich, keine Nachtdienste mehr zu machen brauchte.

Ungefähr zu dieser Zeit machte mir der Wachleiter, zu dem ich immer ein gutes Verhältnis hatte, einen Vorschlag: »Mensch, Waltraud«, sagte er, »du hättest es viel leichter, wenn du nur noch KTW fahren würdest, damit hättest du auch eine 38,5-Stunden-Woche.«

Ich musste nicht lange darüber nachdenken. »Je schneller, desto besser«, antwortete ich.

Der Leiter Rettungsdienst gab sein Einverständnis dazu, wir schlossen einen mündlichen Vertrag, und gut wars.

Wenn Patienten zu transportieren waren, die medizinische, aber keine notfallmedizinische Betreuung brauchten, kam ich mit einem Kollegen angerollt. Krankentransporte waren keineswegs die weniger anspruchsvolle Version der Notfallrettung, wir waren genauso professionell gefordert wie auf einem Rettungswagen. Wir fuhren beispielsweise Dialysepatienten oder absolvierten Fernfahrten, um Patienten nach Hause zu holen oder zu verlegen. Wenn der Rettungswagen draußen im Einsatz war und ein Notfall einging, rückten wir auch mal mit Blaulicht aus.

Drei Jahre später trat der Leiter Rettungsdienst zurück, und die Stelle wurde anderweitig besetzt. Nun mussten wir uns mit einem neuen Vorgesetzten anfreunden. Unser gutes Betriebsklima erlitt einen erheblichen Dämpfer. Sein Führungsstil war schwierig, und es kam zu Konflikten. Schon die erste Begegnung mit ihm verlief wenig verheißungsvoll.

Am Tag seines Amtsantritts waren wir alle im Gemeinschaftsraum der Rettungswache versammelt. Nach einigen

Begrüßungsfloskeln sagte er vor versammelter Mannschaft: »Meine Freunde suche ich mir nicht hier aus, sondern im Sportverein.« Und als er in die Runde schaute und mich sah, sagte er: »Ach so, da ist ja auch eine Frau.«

»Jetzt weht hier ein anderer Wind«, flüsterte mir Rudi zu.

Damit begann für mich die unschönste Zeit meines Berufslebens. Schon recht bald wurde ich in sein Büro beordert. Ohne Umschweife kam er gleich zur Sache: »Ihre Arbeitszeit wird sich von 38,5 auf 45 Stunden erhöhen, bei gleicher Bezahlung, versteht sich.«

Ich war völlig fassungslos und versuchte, mich zu wehren. »Aber Ihr Vorgänger hat mir diese Regelung vorgeschlagen, und sie hat seit drei Jahren Gültigkeit.«

Davon ließ er sich nicht beeindrucken, sondern meinte nur: »Wo haben Sie es schriftlich?« Dass der ehemalige Leiter Rettungsdienst und der Wachleiter dies bezeugen konnten, interessierte ihn nicht.

Ich fühlte mich machtlos und war total verunsichert. Ganz kampflos wollte ich mich allerdings nicht geschlagen geben und wandte mich an die Gewerkschaft. Verdi trat schriftlich an den Leiter Rettungsdienst heran und versuchte, die Unstimmigkeiten aus tarifrechtlicher Sicht aufzuklären. Gemäß den gesetzlichen Bestimmungen konnte die Arbeitszeit verlängert werden, wenn sie in die regelmäßige Arbeitsbereitschaft fiel. Unter Arbeitsbereitschaft ist die Zeit zwischen den Einsätzen in der Notfallrettung und im Krankentransportdienst gemeint. Die Besatzung ist zwar einsatzbereit, erfüllt aber verschiedene Tätigkeiten auf der Wache, wie zum Beispiel Garage säubern, Haushaltsarbeiten, Schriftsachen erledigen und so weiter.

Die Gewerkschaft kam zu dem Schluss, dass eine Arbeitszeitverlängerung unzulässig war, außerdem wies sie auf die negativen gesundheitlichen Aspekte der verlängerten Arbeitszeit hin. Mit diesem Schreiben ging Verdi davon aus, dass damit die Angelegenheit erledigt war und ich weiterhin meinen Dienst wie bisher tätig verrichten konnte.

Ungeduldig wartete ich auf eine Reaktion. Am 10. Januar 2003 ging das Antwortschreiben ein. Der Leiter Rettungsdienst berief sich auf meinen Arbeitsvertrag, in dem explizit die Beschäftigung mit »45 Stunden« aufgeführt war. Die mündliche Absprache vor drei Jahren sei nur vorläufig eingeräumt. Auch im Krankentransport fielen nach einem vorliegenden Gutachten ausreichend Zeiten der Arbeitsbereitschaft an, um eine Verlängerung auf 45 Stunden zu rechtfertigen. Um meinen Einwendungen nachzugehen, wurde ich aufgefordert, für die Dauer von drei Monaten einen Tätigkeitsnachweis zu führen. Nach Ablauf dieser Frist wollte mein Vorgesetzter diesen auswerten und danach entscheiden, auf welcher Stundengrundlage ich zukünftig weiterbeschäftigt werden sollte. Mir blieb keine andere Wahl, als minutiös jede erdenkliche Arbeit aufzulisten: Vom Umziehen, Autocheck, den Einsätzen, Tanken, Arbeiten auf der Rettungswache bis hin zu den Toilettengängen wurde alles von mir aufgeschrieben. Es war einfach unglaublich.

Vom Tag seiner 45-Stunden-Forderung rechnete der Leiter Rettungsdienst mir meine Minusstunden vor. Immer wenn es am Wochenende Engpässe im Dienstplan gab, weil kein ehrenamtlicher Kollege zur Stelle war, sagte er: »Frau Mayer, Sie haben Minusstunden, Sie müssen fahren!«

Dagegen konnte ich mich nicht wehren, ich musste den Dienst übernehmen. Das verdarb mir manches freie Wochenende, wo ich mich eigentlich hätte ausruhen und Zeit mit der Familie und Freunden hätte verbringen sollen. Nach diesen Schichten war ich körperlich und nervlich ausgelaugt. Ich war sehr unglücklich, konnte mich nicht mehr entspannen und schlief schlecht.

Leider wurde keine positive Lösung für mich gefunden. Nach Ablauf der drei Monate bekam ich die schriftliche Anordnung, eine Arbeitszeit von 45 Stunden pro Woche zu erbringen. Um eine sozial verträgliche Regelung zu bewirken, bot man mir an, künftig im Krankentransport Teilzeit von sechs bis vierzehn Uhr zu arbeiten. Nach langer Überlegung ging ich auf das Angebot ein. Der Nachteil war der geringere Lohn, der sich natürlich auch auf meine Rentenbezüge auswirkte.

Um meine Ansprüche durchzusetzen, hätte ich klagen müssen. Der Wachleiter und der ehemalige Leiter Rettungsdienst wollten mir dabei helfen: »Wir bezeugen das vor Gericht«, machten sie mir Mut. Aber ich wollte das nicht. Ich wollte meine Nerven schonen.

Es wurden noch weitere Einsparmaßnahmen durchgeführt. Sämtliche Putzarbeiten auf der Rettungswache hatten wir selbst zu machen, auch die, die vorher eine Reinigungskraft erledigt hatte. Die Umkleidezeiten wurden nicht mehr bezahlt, sodass wir früher zum Dienst kommen mussten. Weiter untersagte der Vorgesetzte mir und meinen wechselnden Schichtpartnern im Krankentransport die vorgeschriebene halbstündige Pause. »Wer acht Stunden arbeitet, braucht keine Mittagspause.« Seine Begründung: »Sie sitzen ja oft genug auf der Wache und warten auf Ihre Einsätze, da haben Sie genug Zeit zu essen.«

Mit diesem Verweis auf die Arbeitsbereitschaft verstieß er gegen die im Arbeitszeitgesetz vorgesehene Pausenregelung, die bestimmt, dass nicht länger als sechs Stunden hintereinander ohne Ruhepause gearbeitet werden darf.

Wir wählten den Weg des geringsten Widerstands. »Wer im KTW verhungert, ist selbst schuld«, sagte ich. Fortan holten wir, wenn wir von einem Einsatz zurück zur Rettungswache fuhren, unsere Brotzeit beim nächsten Bäcker, stellten uns irgendwohin und aßen in Ruhe.

»Mensch, war das früher schön, wir waren so ein kameradschaftlicher Haufen«, sagte damals einer meiner Kollegen. »Mit dem neuen Leiter Rettungsdienst ist das alles vorbei.«

Nach diesen Unstimmigkeiten versuchte ich, meinem Vorgesetzten so gut es ging aus dem Weg zu gehen. Mir war schnell klar, er war gegen Frauen im Rettungsdienst. Ob allgemein oder nur mir gegenüber weiß ich nicht, denn später nach meinem Ausscheiden akzeptierte er auch Frauen.

Eine gute Tat

Glück und Leid liegen oft nahe beieinander. Ich habe Menschen getroffen, die dies besonders intensiv an sich selbst erfahren haben. An einem Nachmittag im Oktober fragte mich ein Kollege: »Kannst du dir vorstellen, mit mir eine gute Tat zu vollbringen?«

»Ja, vielleicht. Worum geht es denn?«, meinte ich.

»Wir würden eine todkranke Frau von ihrer Wohnung zu ihren Eltern bringen. Sie möchte ihren letzten Geburtstag noch einmal im Elternhaus feiern, um dort Abschied von der Familie nehmen zu können. Die Krankenkasse übernimmt die Kosten für diese private Fahrt nicht. Es ist der letzte Herzenswunsch der Patientin, aber Wünsche kann die Krankenkasse nicht erfüllen. Wir wären also ehrenamtlich unterwegs.«

Ich überlegte keine Sekunde. »Natürlich«, stimmte ich zu. »Dafür engagiere ich mich gern.«

Das Treffen sollte am darauffolgenden Sonntag stattfinden. Wir nahmen den Krankentransportwagen, den mein Kollege vom Roten Kreuz organisiert hatte. Es war ein grauer Tag, der Nieselregen zog Schlieren auf der Windschutzscheibe, und ich stellte das Gebläse an, um die beschlagenen Scheiben im Wagen freizubekommen.

Die Frau wurde in ihrer Wohnung ambulant palliativ betreut. Als wir dort ankamen, strahlte sie über das ganze Gesicht. »Schön, dass Sie da sind«, begrüßte sie uns. »Ich kann es kaum glauben, es passiert wirklich.«

Sie war Mitte vierzig, klein und zart. Ihr Gesundheitszustand hatte sich in den letzten Tagen verschlechtert, doch sie mobilisierte alle Kräfte. Wir hoben sie in den Tragestuhl und beförderten sie zwei Stockwerke nach unten in den Krankentransportwagen. Mein Kollege setzte sich nach hinten zu der Patientin, um sofort eingreifen zu können, falls sich ihr Zustand durch den Transport verschlechtert hätte. Aber alles ging gut, sie war bester Dinge und freute sich auf das Zusammentreffen. Sie war eine sympathische Patientin. »Vielen Dank, dass Sie mir das ermöglichen«, sagte sie mehrmals.

Als wir zur besten Kaffeestunde unser Ziel erreichten, eilten die Eltern freudestrahlend aus dem Haus. Alle hatten Tränen in den Augen und umarmten sich innig.

Nach drei Stunden standen wir, wie verabredet, wieder vor der Tür, um die Patientin abzuholen. Bei der Verabschiedung wirkten alle gefasst. Die Frau war erschöpft, aber glücklich und sehr zufrieden. Während der Rückfahrt durch die Stadt schlief sie ein.

»Ich bin Ihnen unendlich dankbar«, sagte sie beim Abschied. »Es war wie eine Wunderheilung für den Augenblick.«

Das war ein schöner Einsatz, auch wenn es mich traurig machte, dass die Patientin dem Tode geweiht war. Eine Woche später verstarb sie.

Heute gibt es in vielen Städten Wünschewagen. Das sind spezielle Krankentransportwagen, die dafür konstruiert sind, die letzten Wünsche Sterbenskranker zu erfüllen. Noch einmal den Bodensee sehen oder die Hochzeit eines Familienmitglieds miterleben – der Wünschewagen macht das mit medizinischer Betreuung möglich. Viele Ehrenamtliche engagieren sich für dieses Projekt.

Abschied

Der Anblick der dankbaren Augen von Patienten tröstete mich über den Ärger mit meinem Chef hinweg. Doch es waren die Auseinandersetzungen mit ihm, die mich schweren Herzens dazu bewogen, ab März 2004 die fünfjährige Altersteilzeit mit zweieinhalb Jahren Arbeitszeit und zweieinhalb Jahren Freistellung zu beantragen. Das war für mich keine leichte Entscheidung, denn ich liebte meinen Beruf sehr.

Die meisten Mitarbeiter im Rettungsdienst hören mit 60 Jahren auf, weil die körperlichen und emotionalen Belastungen enorm hoch sind. Ich war bis zu meinem 63. Lebensjahr hauptamtliche Fahrerin im Dienst des BRK-Lindau. Am

30. April 2008 endete mein aktives Berufsleben, und ein neuer Lebensabschnitt begann.

Natürlich lud ich alle haupt- und ehrenamtlichen Kollegen und die Notärzte zu einer Abschiedsfeier ein. Den Leiter Rettungsdienst hatte ich nicht persönlich dazugebeten, ich konnte aber nicht verhindern, dass er trotzdem teilnahm. Doch ich ließ mich von seiner Anwesenheit nicht stören. Im geräumigen Ausbildungsraum unterm Dach der Rettungswache stieg eine muntere Party zu meinen Ehren.

Nachdem ich alle herzlich begrüßt hatte und jeder mit einem Getränk versorgt worden war, erhob ich mich und klopfte an mein Glas. »Meine Lieben«, begann ich und wartete, bis es ruhig wurde. »Ich möchte ein paar Worte zu meinem Abschied an euch richten. Anfangs, als ich zu euch kam, waren Frauen im Rettungsdienst eine Rarität, doch ich habe mich bei euch Jungs gleich wohlgefühlt. Es gab wie überall gute und schlechte Zeiten. Wenn es auch manchmal ganz schön gerappelt hat, so haben wir doch zusammengehalten – wie es halt üblich ist in einer großen Familie.« Einige Kollegen grinsten. »Wir haben viele gemeinsame Stunden zusammen verbracht, doch in letzter Zeit haben meine Kräfte ganz schön nachgelassen, und ich finde es an der Zeit, dass ich mal an mich, meine Familie und vor allem an meine sieben Enkelkinder denken darf. Ich hoffe doch, dass der liebe Gott noch ein paar schöne Jährchen für mich bereithält.« Ich machte eine kleine Pause. »Ich glaube, ich werde noch oft an euch denken, und ich hoffe, wenn mich die Sehnsucht zu sehr plagt, dass ich auch mal spontan vorbeischauen darf.« Alle nickten, und ich hob mein Glas. »In diesem Sinne, auf Wiedersehen, eure Waldi«, sagte ich fröhlich.

Nach meiner kleinen Rede wurde applaudiert und das reichhaltige Büfett geplündert. Etwas später am Abend förderten meine Kollegen ein Geschenk zutage. Heinz überreichte mir einen großen Karton. Im Inneren fand ich ein selbst gebasteltes goldenes Lenkrad.

»Wenn du in deinem Rentendasein einmal die Lust verspüren solltest, die Rettungswache zu besuchen, musst du diesem Gefühl sofort nachgeben«, meinten sie. »Danke, Waldi, für die schönen Stunden mit dir, und bleib so, wie du bist.«

Ich war zutiefst gerührt. Dieses Geschenk sorgte für Aufmerksamkeit über den Abend hinaus. Jahre später wurde ich auf der Weihnachtsfeier 2018 vom obersten Chef des Bayerischen Roten Kreuzes persönlich mit den Worten begrüßt: »Ah, da ist ja Frau Mayer, die Trägerin des goldenen Lenkrads.«

Viel Zeit, mein Rentendasein zu genießen, blieb mir nicht. Zwei- bis dreimal in der Woche brachte ich ehrenamtlich dringend benötigte Blutkonserven oder Gewebeproben vom Krankenhaus ins Labor und umgekehrt. Viele dieser Fahrten waren so eilig, dass ich mit Blaulicht und Martinshorn unterwegs war. Wenn ich aufs Gaspedal drückte, lag immer ein Mensch auf dem OP-Tisch und brauchte dringend meine Hilfe. Auch das Kriseninterventionsteam unterstützte ich noch weitere vier Jahre, dann hörte ich mit beidem auf, weil meine Schwester so schwer erkrankte.

Eines Tages erhielt ich einen Anruf vom Wachleiter. »Kannst du nicht nächste Woche einspringen«, bat er mich, »wir brauchen dringend einen Fahrer.«

»Aber bei Schnee möchte ich nicht mehr fahren«, entgegnete ich.

Meine Bedenken räumte er aus: »Es ist doch erst Ende November, so früh im Jahr gibt es selten Schnee.«

Na gut, ich ließ mich breitschlagen. Doch es kam, wie es kommen musste: Als ich ein paar Tage später den Dienst antrat, schneite es so heftig, dass man kaum die Hand vor Augen sah.

»Da haben wirs«, lachte mein Kollege. »Ich habe gehört, dass du dir genau das Wetter gewünscht hast«, meinte er scherzend.

Uns stand ein harter Tag bevor. Ich kämpfte mich stundenlang über schneeglatte Fahrbahnen. Am nächsten Tag waren die Straßen zwar einigermaßen passierbar, dafür mussten wir eine schwergewichtige Patientin vom Krankenhaus nach Hause fahren und in den vierten Stock tragen. Schon auf halber Strecke hatte ich das Gefühl, mir würden die Arme abfallen. Mein Rücken machte das auch nicht mehr mit. Nach dem Dienst zog ich in der Rettungswache meine Uniform aus und sagte: »Das war es! Jetzt ist es gut, jetzt will ich nicht mehr.« Weder für Geld noch für gute Worte wollte ich weiterarbeiten. Genug war genug!

So ganz konnte ich das Rote Kreuz nicht hinter mir lassen. Bis heute organisiere ich mit einer Kollegin die monatlichen Treffen der Rot-Kreuz-Senioren. Wir veranstalten Weihnachtsfeiern und Ausflüge. Das wird von allen sehr geschätzt und bereitet mir großes Vergnügen.

Die Freundschaft mit meinen Jungs lässt mich nicht los. Einmal im Jahr, wenn es Corona zulässt, arrangiere ich ein Treffen mit meinen ehemaligen Kollegen vom Rettungsdienst. Das stößt auf reges Interesse. Alle kommen gern, von Karlsruhe, aus Nürnberg, überallher. Viele waren Zivildienstleistende bei uns und sind heute Ärzte, Zahnärzte, auch ein Tierarzt ist darunter.

Es war an einem dieser Abende, als der ehemalige Wachleiter zu mir sagte: »Waltraud, ich bin so froh, dass ich dich damals eingestellt habe.«

Es waren spannende und schöne Zeiten. Mein Arbeitsplatz war der Rettungswagen. Ich kümmerte mich um Patienten, leistete Erste Hilfe, zog Spritzen auf, legte Druckverbände an, und nach jedem Einsatz schrubbte ich das Einsatzfahrzeug. Manchmal tröstete ich und hielt Hände. Ich hatte immer ein offenes Ohr, packte mit an und behielt in schwierigen Situationen einen klaren Kopf. Mein Beruf gab mir Anerkennung und ein Zugehörigkeitsgefühl, und ich hätte mir keinen anderen vorstellen können. Auf alle Fälle ist die Arbeit im Rettungsdienst für Menschen, die es lieben, anderen zu helfen – also für Menschen wie mich!

Selbstporträt

Ich erblickte am 6. Februar 1944 in Dornbirn im österreichischen Bundesland Vorarlberg das Licht der Welt. Neben meinen älteren Schwestern Sieglinde und Christine und meinem Bruder Heinz schenkte meine Mutter nach mir noch Ulrike das Leben. Fünf Kinder allein durch die Kriegszeit zu bringen – unsere Mutter erbrachte eine beeindruckende Leistung. Mein Vater hatte an der Front gekämpft und war kurz vor Kriegsende in russische Gefangenschaft geraten, aus der er fliehen konnte, sodass meine Eltern das Chaos der Nachkriegsjahre zu zweit überstanden.

Von Anfang an war ich ein kränkliches Kind, ich hatte oft Infekte und litt bis zu meinem Jugendalter an Asthma. Dadurch erfuhr ich viel Aufmerksamkeit und Geborgenheit, vor allem von meiner Mutter, die sich wunderbar um mich kümmerte. Das Gefühl, dass immer jemand für mich da war, führte wahrscheinlich auch dazu, dass ich später für andere da sein wollte.

Das Elternhaus legte Wert darauf, uns zu selbstständigen und sozial denkenden Menschen zu erziehen. Schon als junges Mädchen war ich sehr hilfsbereit und hütete liebevoll die kleinen Kinder unserer Nachbarn, und angesichts meiner vielköpfigen Geschwisterschar war für mich das Teilen mit anderen ein normaler Vorgang.

Mit 14 Jahren beendete ich die Volksschule, anschließend besuchte ich eine Hauswirtschaftsschule. Nebenbei schloss ich eine Ausbildung zur Näherin ab. Den Beruf übte ich nicht lange aus, er kam mir aber später als Hausfrau und Mutter sehr zugute.

Als 16-Jährige schwärmte ich für einen Nachbarsjungen namens Erwin – nicht ahnend, dass ich ein paar Monate später schwanger von ihm sein würde. Diese Erkenntnis war ein Schock für uns beide. Unsere zaghafte Romanze fand ein jähes Ende, denn wir waren viel zu jung und passten nicht zueinander.

Mit gerade einmal 17 Jahren bekam ich meine erste Tochter. Obwohl die Schwangerschaft nicht geplant war – ich konnte gar nicht anders, ich liebte dieses Kind. Als glückliche Mutter lebte ich weiterhin in meinem Elternhaus. Doch Anfang der 1960er-Jahre wurde eine uneheliche Geburt als Makel angesehen. In einer Gesellschaft, in der die klassische

Vater-Mutter-Kind-Familie als Idealbild galt, war es für ledige Mütter in Vorarlberg schwierig. Abgesehen von der Schande, durfte das Kind nur dann bei der Mutter aufwachsen, wenn die Verwandten für Mutter und Kind sorgten. Finanzielle Unterstützung vom Staat gab es nicht. War die Familie nicht bereit, die ledige Mutter aufzunehmen, schritt die Jugendfürsorge ein, und das Kind kam ins Heim oder wurde adoptiert, bestenfalls kam es in eine Pflegestelle. Meine Tochter stand von Geburt an bis zu ihrer Volljährigkeit unter der Vormundschaft des Jugendamts. Das änderte sich auch nicht, als ich heiratete.

Ich kann mich noch gut erinnern, wie einmal ein Vertreter der Fürsorge zu uns nach Hause kam, um nachzuprüfen, ob wir in geordneten Verhältnissen lebten. Er war zufrieden, und ich hatte weiter keine Probleme mit dem Amt. Böswillig waren da eher die Bemerkungen mancher Nachbarn, die hinter meinem Rücken über mich tuschelten und mich als unanständiges Mädchen abstempelten.

Für mich war es eine große Erleichterung, dass meine Eltern Verständnis zeigten, auch dafür, dass ich mit Erwin nicht zusammenbleiben und keine »Muss-Ehe« eingehen wollte. Der Vater meines Kindes stellte sich seiner Verantwortung und zahlte selbstverständlich einen monatlichen Unterhalt für seine Tochter. Wir stehen bis heute in einem freundschaftlichen Kontakt.

Als meine Tochter drei Jahre alt war, lernte ich auf einem Faschingsball Armin kennen. Er war vier Jahre älter als ich und ein begeisterter Tänzer. Nach einjährigem Bestehen unserer Beziehung feierten wir 1964 Hochzeit. Seitdem leben wir glücklich zusammen, mit allen Höhen und Tiefen, die eine langjährige Ehe mit sich bringt.

Wenn ich über mein Leben nachdenke, bin ich zufrieden. Es gibt viele Gründe, um dankbar zu sein. Ich habe meinen Krebs besiegt. Die Qualen der Chemotherapie und der Bestrahlungen liegen erfolgreich hinter mir. Heute genieße ich meine Rente. Natürlich habe ich viel Zeit, die ich mit verschiedensten Tätigkeiten ausfülle. Das Stricken macht mir nach wie vor großen Spaß.

Mein Mann und ich leben mit unserer jüngsten Tochter und ihrer Familie unter einem Dach, das gefällt uns. Unsere Enkelkinder und neuerdings unsere Urenkelin kommen und gehen. Die Kinder sind das Wichtigste für mich, ich fühle mich ihnen näher denn je, trotz der räumlichen Distanz meiner ältesten Tochter.

Wenn ich heute durch Lindau fahre, fallen mir an jeder Ecke Geschichten ein, die ich während eines Einsatzes erlebt habe. Und es sind diese Geschichten, die mir bewusst machen, wie kostbar das Leben ist. Ich habe oft genug gesehen, wie schnell es vorbei sein kann.

Eigentlich möchte ich im Nachhinein nichts ändern. Es war gut so wie es war. Die Zeit, die vor mir liegt, ist wertvoll. Mal sehen, was die Zukunft noch für mich bereithält.

Danksagung

Ich danke dem wunderbar freundlichen Team vom Eden-Verlag – für einfach alles.

Meiner Lektorin Iris Rinser für ihre Motivation, Unterstützung und ihr offenes Ohr.

Ich danke meinen Jungs, die mich liebevoll als Kameradin aufgenommen haben, meinen früheren Chefs und den Notärzten, die mir immer freundschaftlich zur Seite standen.

Waltraud Mayer

Nachwort von Doris Mayer-Frohn

»Was ich heute erlebt habe – ich könnte ein Buch schreiben«, sagte meine Mutter, wenn sie wieder einmal von einem besonders ereignisreichen Arbeitstag nach Hause kam. Dann erzählte sie uns lebendig und spannend von ihren Einsätzen. Damals wollten wir die Geschichten gar nicht immer hören, oft waren sie uns zu leidvoll. Zumal das Thema Tod bei uns ohnehin nicht totgeschwiegen wurde.

Ich erinnere mich noch, wie oft der Notarztwagen vor unserer Haustür parkte und wie souverän sie den schweren Rettungswagen durch den innerstädtischen Verkehr steuerte. Hatte sie Geburtstag, war das Wohnzimmer voller roter Jacken, und auch heute noch taucht der eine oder andere ehemalige Sanitäter in unserem Elternhaus auf.

Jede Frau kennt Rückschläge. Meine Mutter ist zwar selbstbewusst, war aber durchaus verunsichert über die Ablehnung, die ihr aufgrund ihres Berufswunsches entgegengebracht wurde. Zum Glück fand sie viel Halt bei ihren Kameraden, die ihr offensichtlich sehr den Rücken gestärkt haben.

Nachdem französische Medien sich für die furchtbare Tragödie um das Mädchen Kalinka interessierten und mehrfach um ein Interview baten, schlug ich ihr vor, das Buchprojekt gemeinsam anzugehen. Sie strahlte mich an, und so verbrachten wir viel Zeit mit intensiven Gesprächen, dabei ließen wir ihren Arbeitsalltag im Rettungsdienst Revue passieren. Dank ihres guten Erinnerungsvermögens und eines silberfarbenen Aluminiumkoffers mit respektablem Inhalt entstand ein faszinierendes Bild über einen Beruf, in dem Frauen inzwischen willkommen sind.

Heute bewundern ich und meine Geschwister unsere Mutter dafür, dass sie bereit war, für andere so vieles zu geben. Hervorzuheben ist dabei der Umgang mit Menschen, die Trost und Zuspruch brauchten. Sie war mit Leib und Seele Sanitäterin und, wie ihr ehemaliger Wachleiter betonte, die gute Seele der Rettungswache. Wir sind stolz darauf, dass sie die vielen Widerstände überwinden konnte und sich nicht unterkriegen ließ.